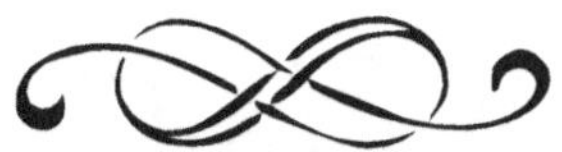

STRESS MACHT STRESS

Wie Sie Stress besser verstehen und Ihre Gesundheit
stärken können.

DR. EDELTRAUT HERZBERG

Copyright © 2019 by Dr. E. Herzberg

ISBN 978-1-793432-83-4

1.Auflage

Das Buch beschreibt, wie Stress, Funktion der Mitochondrien, Energebereitstellung und Reaktionen des Organismus zusammenhängen. Jedes Kapitel ist eine Einheit für sich. Die Aussagen zur Anwendung von Mikronährstoffen sind nicht als Empfehlung zur Selbstmedikation zu betrachten. Die Therapie mit mitochondrialen Substanzen sollte stets nach Beratung mit einem erfahrenen Therapeuten erfolgen. Der Umgang mit Stress sowie seine Ursachen und Möglichkeiten der Bewältigung waren Thema im Podcast-„Quellen der Gesundheit." www.quellendergesundheit.com

Inhaltsverzeichnis

VORWORT

In der Gegenwart erleben wir weltweit sehr widersprüchliche Entwicklungen. Da ist zum einen der wissenschaftlich-technische Fortschritt, der gekennzeichnet ist durch die Digitalisierung des gesellschaftlichen und wirtschaftlichen Lebens sowie durch die Entwicklung der Biotechnologie, einer rasanten Bautätigkeit, den medizinischen Fortschritt bis hin zur Entwicklung von exklusiven Kultur und Freizeitaktivitäten. Zum anderen müssen wir uns aber auch der Frage stellen, wie die Menschen ausgehend von ihrem physischen und psychischen Potential, damit umgehen. Denn parallel zu den positiven Entwicklungen werden die Anforderungen an die Menschen immer größer. Wir müssen immer schneller reagieren und das nicht nur im Job, wir werden mit einer gewaltigen Flut an Informationen überschüttet, erleben die Entwicklung auf dem Lebensmittelmarkt sehr skeptisch und wollen unsere Freizeit aktiv gestalten. Trotz oder gerade wegen der ständigen Erreichbarkeit verarmen wir an zwischenmenschlichen Kontakten. Obwohl alles schneller machbar ist, fehlt uns die Zeit, oft sind wir überfordert. Viele Menschen bekommen immer öfter ein Burnout, Depressionen nehmen ständig zu, wir leiden unter Stress. Der enorme Fortschritt in der Medizin hilft uns, viele Krankheiten zu heilen, aber wir haben es nicht geschafft, Krankheiten in einem größeren Umfang zu vermeiden. So schreibt die Ärztezeitung vom 13.09.2018 über Krebserkrankungen „Weltweit steigt die Zahl der dokumentierten Erkrankungen. Ursachen seien unter anderem die verbesserten Diagnosemöglichkeiten, das Bevölkerungswachstum und die längere Lebenserwartung der Menschen,... Europa stelle zwar nur 9 Prozent der Weltbevölkerung, habe aber 23,4 Prozent der weltweiten Krebsdiagnosen und gut 20 Prozent der tumorbedingten Todesfälle," Weiter wird in dem Artikel Prävention als eine wichtige Maßnahme genannt. So seien etwa ein Drittel der Krebserkrankungen in Deutschland vermeidbar gewesen. Die Mediziner sind sich einig, dass eine wichtige Rolle bei der Vermeidung von Krebserkrankungen und vieler anderer Krankheiten der Umgang mit Stress, die Ermittlung seiner Ursachen sowie die Entwicklung von geeigneten Therapien ist. Viele, aber noch zu wenige Mediziner, sind davon überzeugt, dass auf diesem Weg die Etablierung der mitochondrialen Medizin als Therapieoption ein wichtiger Schritt wäre. Es sind mit großer Wahrscheinlichkeit Zeitprobleme der Ärzte ein Grund, sich damit nicht auseinanderzusetzen. Das ist es jedoch nicht allein. Therapieleitlinien in der Behandlung der Patienten, die fehlende Erstattungsfähigkeit von Mikronährstoffen und Laboruntersuchungen für die Ermittlung der Stressparameter und nicht zuletzt die Lobby der Pharmaindustrie verhindern die breitere Anwendung der mitochondrialen Medizin. Ich bin davon überzeugt, dass in absehbarer Zeit die mitochondriale Medizin ihren festen Platz unter den evidenzbasierten Therapiemöglichkeiten einnehmen wird. Die Ausgaben im Gesundheitswesen werden dadurch sogar sinken, weil damit der Schritt von der symptombezogenen Therapie hin zur ursachenbegründeten Behandlung gegangen wird.

Mit meinen Ausführungen über Stress, seiner Entstehung und Möglichkeiten zum Umgang mit ihm, möchte ich einen Beitrag dazu leisten, die mitochondriale Medizin den Menschen näher zu bringen. Mein Ziel dabei ist es, zu zeigen, dass die mitochondriale Medizin eine wichtige Möglichkeit zur Erkennung von Krankheitsursachen und ihrer Behandlung ist.

Die Reihenfolge der Themen ist willkürlich gewählt und entspricht dem Inhalt von meinem Podcast „Quellen der Gesundheit". Im Zentrum aller Kapitel steht die Mitochondrien-Medizin und der Zusammenhang zum Stress verbindet alle Themen miteinander.

1

Ursachen und Folgen von Stress

Stress ist ein Zustand, den jeder Mensch immer wieder erlebt. Er ist gekennzeichnet durch ein Gefühl, als hätten wir unser Leben nicht mehr unter Kontrolle. Wir erleben einen Zustand, der uns lähmt und der für tägliche Aufgaben nur wenig Gestaltungsspielraum zulässt. Jeder Mensch kennt diesen Zustand, ja ich behaupte sogar, dass wir immer Stress haben, besonders wenn man von der Definition ausgeht. Die Frage dabei ist, ob wir am Stress verzweifeln oder ob er die Menschen zu neuen Leistungen befähigt. Letzteres ist der Zustand von positivem Stress, der immer wieder dazu beiträgt, dass wir die eigene Leistung abrufen können. Diesen Stress brauchen wir sogar, um unser Leben effektiv, glücklich und erfolgreich gestalten zu können. Durch ihn erhalten wir die Energie, die uns aktiv werden lässt.

Anders ist es dagegen, wenn wir uns überfordert fühlen. Vielleicht kennen sie folgende Situation: Sie sind auf einer wenig befahrenen Landstraße unterwegs und ihr Auto streikt. Es lässt sich nicht mehr fortbewegen. Ein Termin sitzt ihnen im Nacken und sie wissen nicht, wie sie schnell weiterkommen können. Sie sind verzweifelt, wütend und wissen nicht, was sie machen sollen. Vom Gefühl her haben sie sehr viel Energie, die sie jedoch nicht zielgerichtet einsetzen können, weil sich ihre Gedanken nur mit dem Termin beschäftigen. Irgendwie gelingt es ihnen jedoch einen Ausweg zu finden, vielleicht rufen sie den ADAC oder ein anderer Autofahrer bietet ihnen Hilfe an. Solche Art Stress begegnet uns sehr oft. Ist die Situation überwunden, können wir aufatmen, sind wieder in der Lage weiter zu fahren, können den Termin vielleicht doch noch wahrnehmen. Zum Glück passiert so etwas nicht jeden Tag. Kennen sie aber auch einen Zustand, der über lange Zeit immer wieder durch Stress gekennzeichnet ist, der sie hemmt und wie ein „zirkulus vitiosus" immer wieder kehrt? Dieser Stresszustand bringt sie in eine derartige Verzweiflung, die sie so blockiert, dass sie das dahinterstehende Problem nicht mehr lösen können. Sich ständig wiederholende Stresssituationen führen schließlich zu Dauerstress. Und - Dauerstress macht krank. In diesem Kapitel werden sie erfahren, welche Ursachen Dauerstress hat und wie sie ihn vermeiden können.

Der Stressbegriff

In der Gegenwart wird der Begriff „Stress" immer dann verwendet, wenn Menschen das Gefühl haben, dass sie sehr viel schaffen müssen, ihre Kraft und Fähigkeiten dafür aber nicht ausreichen. Sie sind einfach überfordert. Entweder reicht die vorhandene Zeit nicht aus oder aber die Aufgaben sind so komplex, dass sie aus diesem Grund nicht bewältigt werden können. Nach Selye[1], dem großen Stressforscher, ist Stress „... die unspezifische Reaktion des Körpers auf Anforderungen, die an ihn gestellt werden." Das bedeutet, dass Stress jede Art von Belastung ist, die den Organismus zu einer Anpassungsreaktion zwingt. Dabei spielt es keine Rolle, ob die Belastung positiv ist, zum Beispiel die Arbeit an einem eigenen Bild, oder das Lesen eines spannenden Buches, oder Sport, der uns Spaß bereitet. In jedem dieser Fälle mobilisiert der Körper seine Kräfte, damit er seine Leistung erbringen kann. Diese Belastungen sind mit positiven Gefühlen verbunden. Das ist positiver Stress. Diese Gefühle bringen dem Menschen mehr Energie und er wird leistungsfähiger.

Anders verhält es sich mit negativem Stress. Der Organismus ist psychisch oder physisch überfordert. Das kann man zum Beispiel bei sportlichen Aktivitäten beobachten, auch im Leistungssport. Nicht selten kommt es bei Profisportlern nach einem längeren Trainingsausfall und einem zu frühen Einstieg in das Wettkampfgeschehen zu deprimierenden Reaktionen.

So kann man den Boxkampf von Wladimir Klitschko gegen Anthony Joshua am 29. April 2017, den Klitschko bekanntlich verlor, betrachten. Klitschkos Körper ist seit vielen Jahren zu Höchstleistungen getrimmt. Kein Sportler kann die für den Wettkampf notwendige innere Spannung für ewig konservieren. Das Gefühl, gewinnen zu müssen, ist jedoch da. Schließlich ist dies der Sportler seinen Fans und sich selbst schuldig („ich bin ja schließlich Weltmeister!"). Er baut sich selbst einen inneren Druck auf, der schließlich zu negativem Stress führt. Vielleicht war die Niederlage Klitschkos ein Wink des Schicksals, doch endlich mit dem Boxen aufzuhören, Raubbau am eigenen Körper zu betreiben.

Sie kennen sicherlich auch Situationen, in denen das Maß des Normalen überschritten wird. Solche Extremsituation können sie während der schweren Krankheit des eigenen Kindes, oder des Ehepartners beobachten. Das zu verkraften ist schon emotional nicht leicht. Zu dem Mitleid für das Kind oder den Partner kommen Situationen, die sie daran hindern, andere Aufgaben durchzuführen. Sie sind emotional überfordert und sie haben weniger Zeit zur Verfügung. Wenn sie es dabei nicht schaffen, Prämissen zu setzen, haben sie es viel schwerer, dies zu verkraften. Früher oder später kommen sie unweigerlich an ihr Leistungslimit. Sowohl im Beruf als auch im Freundeskreis entstehen dann Probleme, weil sie ständig unter Zeitdruck stehen. In diesem Fall laufen in unserem Körper Kaskaden von Stoffwechselvorgängen ab.

Physiologische Abläufe bei Stress

Stressreaktionen sind dadurch gekennzeichnet, dass Stresshormone freigesetzt werden. Das sind Adrenalin, Noradrenalin und Cortisol. Durch die Freisetzung der Stresshormone gelangen verschiedene Organe in Alarmbereitschaft: Die Spannung von Skelett- und Gefäßmuskulatur wird erhöht, Blutdruck und Puls steigen an, Blutzucker und Fettsäuren werden als Energiequellen bereitgestellt und das Gehirn erhält mehr Sauerstoff. Dabei sind sie hellwach. Alle nicht lebensnotwendigen Körpervorgänge werden gedrosselt. Das betrifft unter anderem die Verdauung und das Immunsystem. Funktionen des Gehirns, die bei der Bewältigung der aktuellen Situation nicht nötig sind, werden abgeschaltet. Der Körper ist jetzt zu Höchstleistungen bereit.

Nach dieser Alarm- oder auch Aktivierungsphase läuft der Körper mit voller Kraft, bis die Stresssituation vorbei ist oder die Energiereserven verbraucht sind. Anschließend folgt eine Phase der Erholung. Die Erholungsphase kann man jedoch nur entspannt genießen, wenn die Stressreaktion vollständig abgelaufen ist. Mit der Entspannungsphase können sie wieder neue Kraft für künftige Herausforderungen sammeln.

Die Stressreaktionen des menschlichen Körpers werden durch das vegetative Nervensystem, das auch als autonomes Nervensystem bezeichnet wird, gesteuert. Das vegetative Nervensystem hat zwei entgegengesetzt agierende Anteile. Da ist zum einen der Sympathikus, der für die Aktivierung von Körpervorgängen verantwortlich ist. Der zweite Teil ist der Parasympathikus, der für Entspannung sorgt. Beide Anteile des vegetativen Nervensystems sind unter Normalbedingungen im Gleichgewicht, ähnlich einer waagerecht gestellten Wippe. Das ist ein Kennzeichen für einen weitestgehend stressfreien Zustand. Der Sympathikus steuert die

Aktivitätsvorgänge, die für das Kampf-Fluchtverhalten, zum Beispiel, wenn ein Baum im Sturm zu fallen beginnt, nötig sind. Er bewirkt unter Belastung eine Leistungssteigerung des Herzens, die Weitstellung der Bronchien, sowie Veränderungen im Gefäßsystem, damit ausreichend Nährstoffe über das Blut zu den Arbeitsmuskeln transportiert werden können. In der Entspannungsphase übernimmt es der Parasympathikus, die Körperfunktionen zu normalisieren, das heißt, Puls, Blutdruck und Herzfrequenz nehmen ihre Normwerte ein und die Stresshormone werden herunter reguliert.

Alle möglichen Situationen können Stress hervorrufen, wobei der Körper auf jeden Stressreiz mit einer Stressreaktion antwortet.

Wenn, wie im Beispiel oben, ihr Auto streikt, gelangt diese Information über unsere Sinnesorgane an das Zwischenhirn. Auch die bloße Angst vor einem erneuten Ausfall des Fahrzeugs hat denselben Effekt, das heißt aber auch, dass schon bloße Gedanken oder Befürchtungen eine Stressreaktion in Gang setzen können.

Das Zwischenhirn trifft dann eine Entscheidung darüber, wie bedrohlich diese Information ist und löst gegebenenfalls Alarm aus. Ist dies der Fall, vermitteln Botenstoffe zwischen einzelnen Schaltstellen unseres Gehirns. Dabei werden Aufmerksamkeit und Reaktionsbereitschaft auf ein Maximum erhöht. Das vegetative Nervensystem wird aktiviert. Das

Hormonsystem von Hypophyse und Nebennieren beginnt mit der Ausschüttung von Stresshormonen.

Die Hormone Adrenalin und Noradrenalin, die vom Nebennierenmark ausgeschüttet werden, steigern die Organfunktionen wie zum Beispiel Herz und Blutdruck. Adrenalin fördert über den Eingriff in den Glukose- oder Zuckerstoffwechsel die Freisetzung energieliefernder Substanzen. Zudem ist Noradrenalin ein wichtiger Neurotransmitter im Gehirn.

Schließlich wird das Stresshormon Cortisol freigesetzt. Cortisol wird genau wie seine Vorläufersubstanz Cortison als Glukokortikoid bezeichnet. Das sind fettlösliche Substanzen, die die Blut-Hirn-Schranke durchdringen können. Ihre Freisetzung unterliegt Tagesschwankungen. So produziert der Körper besonders in den Morgenstunden viel Cortisol und erreicht am Nachmittag noch einmal ein Hoch, um dann in der Nacht auf ein Minimum zu sinken. Also, zu den Tageszeiten, wo viel Energie benötigt wird, wird auch viel Cortisol freigesetzt. Das ist darin begründet, dass die Ausschüttung der Glukokortikoide der Energiefreisetzung dient, unter anderem durch die Bereitstellung von Zucker.

Bei beständiger Erhöhung des Cortisolspiegels, wenn sie permanent Stress haben, kann es jedoch auch zu einer Erhöhung des Blutzuckerspiegels über den Normwert kommen. Das entspricht einer sogenannten diabetogenen Stoffwechsellage. Ja, es ist gar nicht so selten, dass sich unter Dauerstress Diabetes entwickelt. Durch Cortisol wird auch die Wirkung des Immunsystems geschwächt. Damit können Entzündungsprozesse eingeleitet werden. Sie können dann beobachten, dass sie schneller erkranken. Erkältungskrankheiten, Gürtelrose, Migräne, Hauterkrankungen, Magen-Darmprobleme sind typische Stressfolgereaktionen.

Im Gehirn führt ein überhöhter Cortisolspiegel zur Modulation von Angst, depressiven Verstimmungen und zur Veränderung kognitiver Prozesse. „Geraten psychisch gesunde Menschen in große Gefahr, reagiert ihr Organismus mit Herzklopfen, Schweißausbrüchen und Zittern. Diese Angstreaktionen schützen normalerweise den Körper: Sie mobilisieren den Organismus zu Abwehrreaktionen oder Flucht. Dafür sorgt unter anderem ein hoher Pegel des Stress-Hormons Cortisol".[2] So wird durch dauerhaft erhöhte Cortisolspiegel die Hippocampus-Formation geschädigt. Diese ist für Lernen und Gedächtnis verantwortlich. Durch Schrumpfung des Hippocampus werden diese Fähigkeiten eingeschränkt, in der Konsequenz kann eine Demenz entstehen.

Zusammengefasst führt Stress zu erhöhten Cortisolspiegeln. Unter Dauerstress können in der Folge Adipositas, Entzündungsreaktionen, Bluthochdruck, Diabetes und Demenz entstehen.

Stressreaktionen haben auch Einfluss auf die Tätigkeit der Mitochondrien. So wird die im Stresszustand benötigte

Energie in den Mitochondrien unserer Zellen hergestellt. Durch Verwertung von Sauerstoff wird mit Unterstützung von fünf Komplexen ATP, Adenosintriphosphat, gebildet. Dies ist eine sehr energiereiche Verbindung, die für sämtliche Tätigkeiten im Körper notwendig ist. Unter Stress benötigt der Körper besonders viel Energie.

Mitochondrien werden oft als Kraftwerke der Zellen bezeichnet. Wenn sie nicht ausreichend Energie produzieren, kann unser Körper auch nicht optimal auf Stress reagieren. Daraus folgt, dass es sehr wichtig ist, die Funktion der Mitochondrien zu gewährleisten. Unter Stress wird besonders viel Energie benötigt. Wenn der Körper nach der Aktivierungsphase und Beendigung des Stressgeschehens in die Entspannungsphase kommt, wird die Energieproduktion auf ein normales Niveau zurückgefahren. Anders beim Dauerstress. Hier schaffen es die Mitochondrien nicht mehr eine ausreichende Menge an Energie bereitzustellen. Die Zellen kommen in ein Energiedefizit. Damit können viele Stoffwechselvorgänge nicht mehr normal ablaufen. Im einfachsten Fall erleben sie Symptome von Burnout, wie Energielosigkeit, Mutlosigkeit und andere.

Stressbewältigung

Um die Auswirkungen von negativem oder Dauerstress zu vermeiden, ist die Kenntnis der Ursachen sehr wichtig. Kennen sie die Auslöser von Stress, ist es auch leichter, damit umzugehen oder gegenzusteuern. Dabei ist klar, dass es nur selten möglich ist, die Ursachen für sich allein zu ermitteln. Viele Menschen müssen dann Hilfe in Anspruch nehmen.

In der Regel gilt, dass Stress immer ein Missverhältnis zwischen den gestellten Anforderungen an die eigene Person und den vorhandenen Möglichkeiten ist. Also liegt es nahe, zum einen die persönlichen Möglichkeiten zum Umgang mit den Faktoren, die Stress auslösen, zu erweitern und zum anderen die Belastungen zu reduzieren.

Dazu gehören auch Maßnahmen, die dem Körper helfen, nach stressbedingten Aktionen zu entspannen.

Bekannte Entspannungstechniken sind autogenes Training, progressive Muskelentspannung nach Jacobson (PMS), Meditation, Yoga und andere. Sie sollten die für sich beste Methode erlernen und bewusst Entspannungsphasen in ihren Alltag einfügen. Ziel ist es dabei, Abschalten zu lernen und Kraft für die nächsten Aufgaben zu sammeln. Welche Form der Entspannung sie auswählen ist ganz allein von ihren persönlichen Vorlieben, ihrer Zeit und dem persönlichen Umfeld abhängig. Zum stressarmen Leben gehört auch ein erholsamer Schlaf. Dabei sind die bereits erwähnten Entspannungstechniken auch geeignet, das Schlafverhalten zu optimieren. Integrieren sie also Entspannungsmaßnahmen bewusst in ihren Tagesablauf.

Das Einplanen von Pausen dient der Entspannung, bietet eine kurze Ablenkung und hilft ihnen Kraft für die nächsten Aufgaben zu sammeln.

Ein weiterer Weg zur Stressvermeidung besteht darin, persönliche Gewohnheiten, die zur Überforderung führen, zu vermeiden. Viele Menschen können nicht einschätzen, wie viel Belastung sie vertragen können. Falscher Ehrgeiz ist sehr oft die Triebkraft für die Übernahme von zusätzlichen Aufgaben. Wenn sie selbst häufig zu viele Aufgaben übernehmen, kommen sie früher oder später in die Situation, dass sie nicht mehr alles schaffen. Wenn sie dazu noch das sogenannte „Helfersyndrom" haben, kommen sie schneller, als sie denken an ihre Leistungsgrenze. Sie überschätzen ihre eigenen Möglichkeiten. Deshalb müssen sie lernen, einzuschätzen, was sie schaffen können. Lernen sie, auch wenn es schwerfällt, öfter „nein" zu sagen, wenn sie fühlen, dass es ihnen zu viel wird. Das ist vollkommen legitim. Wie wollen sie denn helfen, wenn ihnen selbst die Kraft fehlt? Im Beruf ist das „Nein-Sagen" gar nicht so einfach. Aber auch hier können sie in Ausnahmefällen einen Terminaufschub mit ihrem Chef vereinbaren. Lernen sie auch, Hilfe in Anspruch nehmen.

Eine weitere Sache sollten sie bedenken. In der heutigen Zeit sind sie immer und überall erreichbar. Dazu tragen Telefongespräche, E-Mail, und die vielen sozialen Medien, wie Facebook, Whats App, Instagramm und andere bei. Diese lenken sie öfter von den wichtigen Aufgaben ab, als ihnen lieb ist. In diesem Zusammenhang sollten sie überprüfen, wie oft sie sich durch Telefonate, E-Mails und andere digitale Medien wirklich stören lassen. Ist wirklich alles so wichtig? Viele Telefonate sind überflüssig und ohne Informationsgehalt. Um dem zu begegnen, sollten sie zum Beispiel Telefonsprechzeiten mit reaktivem Rückruf einführen. Das ist effektiver und schützt vor Zeitverlust und Unterbrechung wichtiger Arbeiten. Dann bestimmen sie, wann sie telefonieren und können ihr Zeitregime selbst managen. Bedenken sie auch, dass direkte zwischenmenschliche Kontakte oftmals mehr und schneller zum Erfolg führen.

Für sie gilt genauso wie für andere Menschen, dass sie selbst die wichtigste Person in ihrem Leben sind. Nur wer auf sich selbst achtet und sich nicht überfordert, kann anderen Menschen (Kollegen, Freunden, Kindern) helfen. Wer sich dagegen zu viel zumutet, nicht an sich selbst denkt, kann auch nicht für andere da sein. Deshalb ist es wichtig, dass sie den Kontakt mit Menschen aufrechterhalten, ein geliebtes Hobby ausüben, einfach für sich selbst Zeit einplanen und Freundschaften fördern. Wenn sie mit sich selbst achtsam umgehen und viel für sich selbst tun, gelingt es ihnen Überforderungen zu vermeiden. In einem Achtsamkeitstraining lernen Personen, die das nicht (mehr) können, wie man sich selbst vor Überforderung schützen kann.

Überforderung zu vermeiden hilft Stress zu vermeiden. Wie aber sollen sie mit den Belastungen umgehen, die objektiv vorhanden sind, die durch den Beruf oder die Familie einfach da sind? Auch hier gibt es Wege, um die vielen durch Beruf und Familie bestehenden objektiven Belastungen zu minimieren. Zwar können sie ihre eigenen Arbeitsaufgaben im Job nicht selbst reduzieren. Jedoch können sie in einem vertrauensvollen Gespräch mit dem Chef, dem Betriebsrat oder den Mitarbeitern zum Beispiel klären, wie es möglich ist, die Belastungen gleichmäßig auf alle Kollegen zu verteilen. In der Familie können, ja müssen sie auch dafür sorgen, dass nicht einer allein die Hauptlast trägt. Die Arbeit kann unter den Familienmitgliedern entsprechend ihren Möglichkeiten verteilt werden. Dabei muss man jedoch darauf achten, die Kinder nicht zu überfordern.

Manche Gegebenheit können sie nicht ändern. In dem Fall können sie die Dinge einfach hinnehmen. Warum wollen sie sich darum Gedanken machen? Orientieren sie ihre Aktivitäten lieber auf die Dinge, die es wert sind. Bleiben sie optimistisch und sehen sie die Aufgaben nicht als Belastung an. Schauen sie positiv auf die Dinge des Lebens. Das hilft bei der Lösung so mancher Aufgabe. Sie selbst haben doch bestimmt erlebt, welche Energien sie freisetzten, wenn sie bestimmte Aufgaben mit Freude und großer Begeisterung durchführen.

Haben sie es auch schon erlebt, dass sie einfach davonlaufen möchten, wenn die Anforderungen zu hoch sind. Das können sie bestimmt auch einmal machen, aber was ändert sich dadurch? Auf Dauer ist dies also keine

Lösung. Ganz im Gegenteil, damit wäre ein sozialer Rückzug verbunden, ihr Selbstmitleid und die Resignation führen zu Einsamkeit und zu Burnout. Suchen sie in diesem Fall besser die Konfrontation, um Klarheit zu schaffen. Damit können sie erstaunliche Freiräume zu mehr Selbstverwirklichung erhalten und sie erleben, dass der Stress abgebaut wird.

Schaut man sich stressgeplagte Personen an, so stellt man fest, dass sie ängstlich und schüchtern sind sowie ein geringes Selbstwertgefühl haben. Das Selbstwertgefühl kann nur verbessert werden, wenn man es lernt, seine Angst zu bewältigen. Dazu gehört es auch, Vertrauen in die eigenen Fähigkeiten aufzubauen. Immer über den Dingen stehen – das kann niemand, aber man kann lernen, die Dinge so zu akzeptieren, wie sie sind. Damit gibt es weniger Konflikte, man ist zufriedener und das Selbstwertgefühl steigt.

Ein wichtiger Weg zur Stressvermeidung ist auch die Förderung von Bewegung. Dass Bewegung in vielen Bereichen positive Auswirkungen hat, ist sehr lange bekannt. Sie ist aber auch ein entscheidender Weg, Stress abzubauen. So fördert Bewegung die Verdauung, die hormonelle Regulation von Cortisol und Adrenalin, reguliert den Insulinspiegel und den Blutdruck. Weiterhin fördert Bewegung die Synapsen-Bildung im Gehirn. Das heißt, es entstehen mehr Verschaltungen zwischen den Nervenzellen. Daraus ergeben sich bessere kognitive

Leistungen. Ein gemeinsames Training mit Freunden oder im Sportclub verbessert außerdem die Kommunikation.

Das bedeutet, dass Bewegung auf nahezu alle Faktoren wirkt, die die Entstehung von Stress begünstigen. Im Rahmen der Stressbewältigung beeinflusst Bewegung die emotionale Stabilität positiv und verbessert damit die Stresstoleranz. Bewegung hat einen positiven Einfluss auf die Stimmung und Schlafqualität. Im Wesentlichen entspricht Bewegung als Ausdauersport den Flucht- und Kampfreaktionen des Steinzeitmenschen, die auch dem Stressabbau dienten. Ebenso wirkt sich Bewegung positiv auf die Sexualität aus und dient als Ventil für aggressive Gefühle. Durch Bewegung wird die Atmung vertieft und die Kreislaufstabilität verbessert. Damit wird die Qualität der Erholung für den Organismus effektiv gefördert. Bewegung versteht sich im Zusammenhang mit Stress immer auch als Ausdauerleistung. Übertreibungen schaden mehr als sie nützen. Achten sie deshalb stets darauf, auf keinen Fall in einen Leistungsdruck zu geraten, der wieder neuen Stress bedingen kann.

Ein weiteres Problem im Zusammenhang mit der Stressentstehung und -vermeidung ist die Ernährung. Unter den heutigen Bedingungen wird der Körper durch die Ernährung mit Schadstoffen, z.B. durch minderwertige Lebensmittel, Farb- und Konservierungsstoffen belastet. Dadurch wird die Funktion der Mitochondrien, den Kraftwerken der Zellen, beeinträchtigt. Das wiederum bedingt, dass die Energieproduktion gedrosselt wird und

Stress entsteht. Richtige Ernährung ist sicher sehr individuell zu betrachten. Bei durchschnittlicher Ernährung sollten sie darauf achten, dass die Nahrungsmittel keine oder nur eine geringe Belastung mit Schadstoffen, Konservierungsstoffen oder Farbstoffen aufweisen. Als Regel gilt, je abwechslungsreicher die Kost, desto geringer ist die Chance, dass sich ein bestimmter Schadstoff im Körper anreichern kann. Optimal ist natürlich eine Ernährung mit Produkten aus biologischem Anbau, frisch zubereiteter Nahrung und Verzicht auf Fastfood. Die Verwendung saisonaler und regionaler Produkte ist dabei anzustreben. Mit einer richtigen Ernährung gelangen weniger Schadstoffe in den Körper, funktionieren Stoffwechsel und Verdauung optimal, was wichtig für eine gute Darmfunktion ist. Gesunde Ernährung trägt entscheidend dazu bei, die Mitochondrien, also die Kraftwerke der Zellen, zu schützen. Wenn sie in Ordnung sind und der Darm in einem guten Zustand ist, kommt der Organismus selten in ein Energiedefizit, das zu Stress führen könnte.

Das vegetative Nervensystem spielt, wie schon erwähnt, bei der Stressreaktion eine große Rolle. Für ein Leben ohne Dauerstress ist ein Gleichgewicht zwischen den zwei Bestandteilen des autonomen Nervensystems notwendig. Zwei Möglichkeiten, um dies zu erreichen, sind zum einen Biofeedback[3] – Anwendungen, um die Lebensenergie zu steigern und die intermittierende Hypoxy-Hyperoxyherapie[4]. Beide Therapien sind sehr effektiv, weil sie neben dem Stress viele andere Körperfunktionen verbessern helfen, die mit Stress zu tun haben.

Um die Mitochondrien bei ihrer Energieproduktion zu unterstützen ist es wichtig darauf zu achten, ihren Körper ausreichend mit Mikronährstoffen zu versorgen. Genaue Aussagen über den Bedarf an Mikronährstoffen können sie durch Blut-, Urin- oder Stuhlanalysen erhalten. Jedoch sind das Werte, die ihnen kein Arzt routinemäßig bestimmt. Sie sollten dies einfordern, wenn sie über längere Zeit energielos und deprimiert sind. In jedem Fall können sie auch ohne Laboranalyse Magnesiumpräparate, Coenzym Q 10 und Vitamin C einnehmen, weil diese Stoffe unbedingt für die Arbeit der Mitochondrien benötigt werden. Dabei werden überschüssige freie Radikale gebunden, die das Immunsystem und die normale Stoffwechselfunktion gefährden können.

In den nächsten Kapiteln erfahren sie, welche weiteren Faktoren Stress auslösen und was sie unternehmen können, um Stress zu reduzieren. Das wichtigste jedoch ist ein sorgsamer Umgang mit sich selbst. Vermeiden sie Überforderungen, pflegen sie eine gesunde Lebensweise, zu der die richtige Ernährung, die Vermeidung von Schadstoffen, Bewegung, ausreichend Schlaf und eine gute Kommunikation zählen.

2

STRESS UND MITOCHONDRIEN

Mitochondrien spielen bei der Entstehung und Bewältigung von Stress eine zentrale Rolle. Sie werden auch als Kraftwerke der Zellen bezeichnet, weil sie Energie produzieren. Je besser es den Mitochondrien in den Zellen geht, desto weniger Stress haben die Zellen. Das wirkt sich auf den gesamten Körper aus, ja, beeinflusst die Gesundheit entscheidend und verhindert viele Krankheiten. Andererseits führen Stressreaktionen und besonders Dauerstress zum Absterben von Mitochondrien oder zur Einschränkung ihrer Funktion. „Defekte der Zellkraftwerke stehen mit mehr als 50 unterschiedlichen Krankheiten in Zusammenhang."[5] Ein Maß für eine gute Mitochondrien-Funktion ist gesundes Altern. Dabei zählen nicht die Jahre allein, sondern die Betonung liegt auf gesund. Keiner will alt sein und unter den für das Alter typischen Erkrankungen wie eingeschränkte Herz-Kreislauf-Situation, Altersdiabetes, Demenz, Arthrose und anderes leiden. Gesundes Altern und indirekt auch das Lebensalter eines Menschen hängen unter anderem auch von der Menge und Leistung der Mitochondrien ab. Möglichkeiten, gesund zu altern, beschäftigen fast jeden

Menschen. Jeder will alt werden, sein Leben genießen, sich selbst verwirklichen. Die Kunst besteht aber darin, alt zu werden, ohne größere gesundheitliche Probleme zu bekommen. Stress hat dabei einen großen Einfluss auf unser Alter und die Entstehung von Krankheiten. In diesem Zusammenhang gilt es auch die Funktion der Mitochondrien zu betrachten. Mitochondrien haben eine große Bedeutung für gesundes Altern.

Die ältesten Lebewesen

In der Natur und unter den Menschen gibt es viele positive Beispiele für gesundes Altern. Dabei kann man sehen, dass durchaus auch Entbehrungen im Leben nützlich sein können. Zunächst einige Beispiele, die zeigen wie alt manche Menschen oder Tiere[6] werden können:

Lange Zeit galt die Französin Jeanne Luise Calment, die 122 Jahre alt wurde, als älteste menschliche Bewohnerin unseres Planeten. Dabei hatte sie gar nicht so gesund gelebt, rauchte täglich 2 Zigaretten und verzehrte 1 kg Schokolade in jeder Woche. Interessant in diesem Zusammenhang ist, dass der bis dato als ältester Mann lebende Dos Santos in Brasilien, der angeblich 126 Jahre wurde, ebenfalls täglich eine Schachtel Zigaretten rauchte. Noch älter wurde Mbah Gotho von der indonesischen Insel Java. Er soll unglaubliche 146 Jahre geworden sein – damit wäre er der mit Abstand älteste Mensch in der dokumentierten Geschichte. Sein

Geheimnis fürs Altwerden? **"Geduldig sein",** erklärte er gegenüber dem News-Netzwerk "Liputan 6". Gotho starb laut "BBC" am 30. April 2016. Dafür, dass er wirklich so alt wurde, gibt es leider keinen Beleg.

Im Tierreich können wir noch viel ältere Spezies finden. So zum Beispiel ein Stör, der 1953 in Kanada gefunden wurde. Dieser soll 154 Jahre alt gewesen sein. Zwei andere Meeresbewohner wurden noch älter, wie zum Beispiel ein Grönlandwal mit 211 Jahren. Sein Alter wurde mit einer speziellen Messung ermittelt. Im Durchschnitt werden Grönlandwale etwa 40 Jahre alt. Ein Koi erreichte sogar 226 Jahre, was durch eine Schuppenanalyse bestätigt wurde. Im Durchschnitt werden sie bei guter Haltung etwa 50 bis 70 Jahre alt. Die ältesten bekannten Wirbeltiere sind Grönlandhaie mit über 400 Jahren, die ihre Geschlechtsreife im stolzen Alter von 150 Jahren erreichen. Ein Durchschnittsalter kann nicht angegeben werden, dürfte aber bei mehreren Hundert Jahren liegen. Es gibt jedoch eine Steigerung. So hatte eine Muschel 507 Jahre überlebt.

Den ersten Platz unter den ältesten Lebewesen nimmt eine Qualle namens Turritopsis nutricula ein, die faktisch unsterblich ist. Diese Qualle ist winzig klein, hat nur einen Durchmesser von vier bis fünf Millimetern und ist im Wasser kaum zu erkennen. Wissenschaftler interessieren sich brennend für das unscheinbare Nesseltierchen. Denn diese Qualle kann, was sonst niemand vermag: unendlich lang leben! Wenn „Turritopsos Nutricula" alt genug ist, ihre Körperzellen sozusagen nicht mehr leistungsfähig sind, sinkt die Qualle einfach auf den Meeresboden und beginnt sich dort zu regenerieren. Dabei verlieren die ausdifferenzierten Zellen, wie die Nervenzellen, ihre Funktion und sie kehren in einen Zustand der sehr frühen Kindheit zurück. Sie wird wieder jung, statt zu sterben. Das Leben dieser Quelle endet erst, wenn sie Opfer des Nahrungskampfes wird, oder ans Festland gespült wird.

Ursachen für gesundes Altern

Das Geheimnis des Alterns ist noch lange nicht gelüftet. Dennoch sind einige Dinge bekannt. So konnte man feststellen, dass Altern kein bloßer Verschleiß ist. Der Abbau der Körperfunktionen und deren Leistungsfähigkeit ist eine Folge des Alterns und nicht dessen Ursache. Andererseits führt oxidativer Stress zu Schäden an den Mitochondrien, womit die Energieproduktion stark eingeschränkt wird. Die Unterschiede zwischen den einzelnen Lebewesen sind auch ein Ausdruck dafür, dass jeglicher Alterungsprozess einem präzise gesteuerten biologischen Programm folgt.

Auffällig ist, dass die ältesten Wale und Haie ihr Alter in kalten Gewässern erreichten und es sehr große Tiere sind. So kann man vermuten, dass sie einen sehr langsamen Stoffwechsel hatten. Mehr über die Ursachen zu fachsimpeln wäre pure Spekulation. Dass die Mitochondrien im Alterungsprozess eine Rolle spielen ist jedoch unbestritten. So schreiben I. Leser und J. Schwarz: „Übergreifend sind Alterungsprozesse erkennbar an einer zunehmenden Instabilität und irreversiblen Veränderung des Erbguts zu denen auch epigenetische Prozesse beitragen sowie eine Verkürzung der Telomere der Chromosomen (deren Länge die Zahl möglicher Zellteilungen steuert). Auf zellulärer Ebene spielen eine interzellulare Kommunikation, Zellalterung und verminderte Funktionsfähigkeit der Mitochondrien (diese sind die Kraftwerke der Zellen) sowie eine Abnahme an funktionsfähigen Stammzellen eine Rolle."[7] Untersuchungen der menschlichen Mitochondrien haben gezeigt, dass die Energieproduktion mit den Jahren abnimmt und gleichzeitig Veränderungen in der Mitochondrien-DNA zunehmen. Weiterhin nehmen verschiedene Mutationen der mitochondrialen DNA mit dem Alter zu. Dies gilt besonders für das Gehirn und dort vor allem für die Bereiche, die das Gedächtnis und die Bewegungen steuern. „Auf der Basis einer vergleichenden Forschungsarbeit über Alterung und Langlebigkeit bei verschiedenen Spezies stellten Cutler und Mitarbeiter vom National Institute of Aging, Baltimore, die Hypothese der genetischen Determinanten der Langlebigkeit auf, die postuliert, dass das Altern nicht nur mit den Evolutionsmerkmalen dieser Spezies in Zusammenhang steht, sondern auch von der Abwehrfähigkeit gegen schädliche Nebenreaktionen normaler biologischer Prozesse, vor allem gegen oxidative Schädigung, abhängt.

Es war möglich, nachzuweisen, dass das maximale Lebenserwartungspotential verschiedener Tierspezies proportional zu den Gewebsspiegeln von Antioxidantien ist:"[8]

In den meisten Veröffentlichungen wird übereinstimmend berichtet, dass beim Menschen vor dem 30. bis 40. Lebensjahr erst wenige DNA-Veränderungen beobachtet werden, dass danach aber ihre Zahl exponentiell wächst.

Bedeutung der Mitochondrien bei der Entstehung von Stress

Stress ist, wenn er nicht chronisch ist, ein Zustand des menschlichen Körpers, der bei jeder Aktivierung der Stresshormone mit einer entsprechenden Stressreaktion antwortet. Dabei wird viel Energie verbraucht. Die Energie wird bekanntlich in den Mitochondrien, den Kraftwerken der Zellen, produziert. Mitochondrien an sich stammen von Bakterien ab, den sogenannten einzelligen Proteobakterien. Im menschlichen Körper haben die Mitochondrien eine Gesamtoberfläche von ca. 14.000 m^2. Fast jede Körperzelle, mit Ausnahme der Erythrozyten, enthält mehr oder weniger viele Mitochondrien. „Tatsächlich sind in den meisten Zellen weit über 1.500 Energiekraftwerke enthalten. Je höher der Energiebedarf der Zellen, desto höher die Anzahl der Mitochondrien. So sind in den Nervenzellen rund 5.000 und im Herz über 20.000 kleine Energiekraftwerke pro Zelle vorhanden. Der absolute Gewinner, was die Anzahl der Mitochondrien angeht, ist die weibliche Eizelle. Sie trägt bis zu 120.000 Minikraftwerke in sich".[9] In den Mitochondrien läuft die sogenannte innere Atmung, als Teil der Atmungskette, ab. Unter innerer Atmung versteht man dabei die biochemischen Reaktionen, die unter Mitwirkung von Sauerstoff ATP (Adenosintriphosphat) erzeugen. Dazu haben Mitochondrien ein stark aufgefaltetes inneres Membransystem. Mitochondrien liefern den Hauptanteil der Energie, den die Zellen benötigen, in Form der energiereichen Verbindung, das ATP. Das Adenosintriphosphat (ATP) wird aus Sauerstoff, Zucker und Phosphor in den Mitochondrien hergestellt. Dazu wird 90 % des eingeatmeten Sauerstoffs verbraucht. Die Mitochondrien produzieren durchschnittlich so viel ATP wie der Körper wiegt, z.B. 70 kg. Der jeweils produzierte ATP-Vorrat reicht nur etwa 5 Sekunden. Der Rest des eingeatmeten Sauerstoffs wird im Rahmen des Stoffwechsels in freie Sauerstoffradikale verwandelt. Das sind reaktive Partikel, die eine Gefahr für die Mitochondrien selbst bedeuten, ausgedrückt als oxdativer Stress.

Bedeutung der Mitochondrien bei Dauerstress

Unter Dauerstress ist es den Mitochondrien nicht mehr möglich, ausreichend Energie zu produzieren. Damit steht zu wenig Energie für die Glukoseverwertung zur

Verfügung und der Anteil freier Sauerstoffradikale nimmt zu. Diese können dann nicht mehr entsorgt werden. Dies wiederum bedeutet für die Mitochondrien einen Alarmzustand.

Es kommt aber noch schlimmer, ein anderes kleines Molekül, Stickstoffmonoxid, abgekürzt NO, kann dann sehr leicht die mitochondriale Membran durchdringen. Dauerhaft hohe Menge NO greifen massiv in den Stoffwechsel ein. Es wird immer weniger Energie hergestellt. Somit können Entzündungsreaktionen ausgelöst werden, aus Superoxid und NO bildet sich Peroxinitrit, eine für den Körper hochgiftige Verbindung. Durch die Entzündungsreaktion und das Vorhandensein dieser hochgiftigen Verbindungen ist die Entstehung von Krankheiten nur noch eine Frage der Zeit.

Die Wirkung von Stickstoffmonoxid kann man selbst vor dem Einschlafen spüren. Die Rinde des Vorderhirns bildet vor dem Einschlafen vermehrt neuronales NO. Dieses blockiert die Mitochondrien und die Energiezufuhr wird gedrosselt. Dadurch kommt es zur Ermüdung und schließlich schläft man ein.

Jeder dritte Mensch über 20 Jahre hat eine mitochondriale Dysfunktion, bei der die Mitochondrien in ihrer Leistungsfähigkeit eingeschränkt sind. Über 90 % der chronischen Erkrankungen[10] sind auf Energiemangel in den Mitochondrien zurückzuführen. Dieses Energiedefizit wird durch den bereits erwähnten oxidativen und nitrosativen Stress verursacht. Andererseits auch durch das Fehlen essentieller Mikronährstoffe. Neben der Energieproduktion haben die Mitochondrien noch andere wichtige Funktionen, die nur in ihnen ablaufen. Dafür einige Beispiele:

- Im Rahmen des Stoffwechsels sind Mitochondrien an der Entgiftung beteiligt.
- Sie haben Einfluss auf das Immunsystems, wobei auch NO eine Rolle spielt.
- Die Bildung von Eisen-Schwefel-Zentren läuft nur in den Mitochondrien ab.
- Mitochondrien sind zusätzliche Kalziumspeicher. Damit können sie dazu beitragen, fehlfunktionierende und überalterte Zellen in den programmierten Zelltod zu schicken. Auf diese Art werden die Organe gesund gehalten.
- Mitochondrien haben ein eigenes Genom und damit eine gewisse Steuerungsfunktion.

Somit haben diese kleinen Zellorganellen, deren Größe 5 Micrometer nicht übersteigt, eine Vielzahl von Aufgaben, die sogar über die Aufgaben innerhalb der Zellen hinausgehen. Daraus folgt aber auch, dass Fehlfunktionen der Mitochondrien enorme Auswirkungen auf den Organismus haben müssen.

Krankheiten, die mit Fehlfunktionen von Mitochondrien einhergehen, bezeichnet man als Mitochondriopathien. Sie können ererbt aber auch erworben sein.

Zu den erworbenen Mitochondriopathien zählen Krankheiten wie: Migräne, Bluthochdruck, Diabetes, Depression, Rheuma, Autoimmunerkrankungen, Durchblutungsstörungen, Übergewicht, Krebs, Müdigkeit, Erschöpfung, koronare Herzkrankheit und viele andere. Sogar unerfüllter Kinderwunsch geht oft mit einer Fehlfunktion der Mitochondrien einher[11]. Verursacht werden all diese Erkrankungen deshalb, weil durch den chronischen Überfluss an freien Sauerstoffradikalen die zelluläre Membran und die DNA der Mitochondrien geschädigt werden. Ja sogar Alterungsprozesse und chronisch degenerative Erkrankungen haben ihre Hauptursache im oxidativen Stress. Wenn durch die mitochondriale Dysfunktion, hervorgerufen durch freie Sauerstoffradikale, Krankheiten verursacht werden, so hat dies noch eine zweite Seite. Die Krankheiten gehen mit einem Mangel an Vitaminen und anderen Mikronährstoffen einher. Dies wird teilweise auch durch Medikamente verursacht, weil sie wichtige Komplexe in der Atmungskette zerstören. Damit kommt es zu einem Teufelskreis. Statt Verbesserung der Krankheit, werden die Mitochondrien immer mehr geschädigt. Somit werden chronische Krankheiten selten gebessert, Patienten erleben einen Dauerzustand, der von Medizinern als stabil und gut angesehen wird.

Die Mitochondrien-Medizin in Zusammenarbeit mit der klassischen Medizin eröffnet neue Chancen in der Behandlung von Patienten. Das große Plus dieses komplementären Therapiekonzeptes ist, dass es auf die

Behandlung der Ursachen von Erkrankungen ausgerichtet ist.

Zusammengefasst bedeutet dies folgendes:

Durch die Prozesse, die in den Mitochondrien ablaufen, besteht von vornherein die Gefahr, dass die Mitochondrien durch den Überschuss an freien Sauerstoffradikalen dem oxidativen Stress ausgesetzt sind. Hinzu kommt eine ganze Reihe von Faktoren, wie Medikamente, Umweltbelastung, Ernährung, physischer und psychischer Stress, Traumata, die die Mitochondrien zusätzlich schädigen können. Gelangt der Körper in einen Zustand, in dem Energiemangel herrscht, weil die Mitochondrien in ihrer Funktion eingeschränkt sind, ist die Entstehung von Krankheiten die Folge. Es kommt also darauf an, die Mitochondrien-Funktion durch Schutz vor Schadstoffen und Stress sowie durch Aufrechterhalten der physiologischen Verhältnisse innerhalb der Atmungskette zu erhalten.

3

STRESS UND KOMMUNIKATION

Was die heutige Kommunikation in Bezug auf Stress und Krankheiten bedeutet, kann man leicht ermessen, wenn man sich die historische Entwicklung der Kommunikation und der Kommunikationsmittel betrachtet. Fast jeder verfügt heute über ein oder mehrere elektronische Geräte, die zur Kommunikation genutzt werden. Das hat viele Vorteile, man kommt sehr schnell an Informationen heran, kann viele Prozesse beschleunigen und ist mit Freunden und Familienangehörigen immer in Kontakt. Aber wir kennen auch das Gefühl, dass zu viele Informationen, ständige Erreichbarkeit, die schnelle Weitergabe von Aufgaben zu einer erhöhten Erregbarkeit, nervlicher Belastung und Überforderung führen. Fluch und Segen der digitalen Kommunikation beschäftigt heute nicht mehr nur betroffene Menschen, sondern ist zunehmend auch Inhalt von Studien. Was sich einerseits als sehr günstig für die Arbeitswelt erweist, kann dazu führen, Menschen abhängig zu machen, Stress hervorzurufen und im schlimmsten Fall Krankheiten zu verursachen. Darunter leidet wiederum die Arbeitswelt.

Es ist schon lange an der Zeit, Wege zu finden, um die moderne Kommunikation besser nutzen zu können, ohne die vielen negativen Auswirkungen, wie zum Beispiel Überforderungsreaktionen, befürchten zu müssen. Ein Blick in die Vergangenheit soll verdeutlichen, wie die Kommunikation sich entwickelt hat und welche Folgen diese Entwicklung insbesondere für die Entwicklung von Stress für die Menschheit hatte.

Entwicklung der Kommunikation

Die Entwicklung der Kommunikationswege[12] kann man bis etwa 6000 Jahre vor Christi zurückverfolgen. Damals dienten in Afrika Trommeln der Information über weite Wege. Verschiedene Trommelzeichen kündigten bestimmte Ereignisse oder Gefahren an. Die Reichweite betrug ca. 160 km. Es gab keine Möglichkeit, diese Entfernung schneller zu überbrücken. Der Stressfaktor dabei war normal hoch. Kündigte sich Gefahr an, lief im Körper die gleiche Stressreaktion ab, wie wir sie heute kennen. Jedoch war durch die Entfernung für die Urmenschen noch genügend Zeit, um der Gefahr auszuweichen. Ohne Trommelzeichen wären die Menschen von der Gefahr überrascht worden, hätten gar keine Zeit, um zu reagieren. Der Stress wäre unvergleichlich größer gewesen.

Etwa 2400 Jahre vor Christi erfanden die alten Ägypter den ersten Kurierdienst. Informationen wurden auf

Papyrusrollen weitergegeben. Das war ein großer Fortschritt. Wenn auch die Geschwindigkeit zur Übermittlung der Informationen gering war, war es damit doch möglich, einen größeren Informationsgehalt zu übermitteln.

Etwa 500 bis 550 vor Christi führten die Perser das erste Postsystem ein. In dieser Zeit fand auch der erste 40 km Lauf des Pheidippides von Marathon nach Athen statt, um den Sieg über die Perser zu verkünden. Heute gibt es mehr als 500 Marathonläufe im Jahr, aber nicht mehr, um Nachrichten zu überbringen, sondern als sportliche Höchstleistung.

Auch Rauchzeichen wurden schon sehr früh zur Informationsweitergabe genutzt. Im alten China hat man so entlang der Chinesischen Mauer wichtige Mitteilungen weitergegeben. Was den Stresspegel dabei anbelangt, würden wir heute davon ausgehen, dass er niedrig war. Durch die letztgenannten Kommunikationswege konnten teils lebensrettende Maßnahmen rechtzeitig eingeleitet werden, was zur Stressvermeidung führte. Die erste Zeitung erschien 59 vor Christi im alten Rom und war auf Tontafeln hergestellt. Mit der Acta Diuma verdiente sich Julius Caesar ein riesiges Vermögen.

Später, im 12. Jahrhundert wurden zur Vermittlung von Nachrichten Brieftauben eingesetzt. Der Stress bestand dabei in der bangen Hoffnung, ob die Nachricht tatsächlich ankommt. Übrigens benutzten die Engländer selbst im zweiten Weltkrieg immer noch Brieftauben. Sie waren abhörsicher und zuverlässig.

Weitere Meilensteine in der Entwicklung der Kommunikation sind:

- 1840 Entwicklung der Telegrafie durch Alfred Morse.
- 1946 Entwicklung des ersten Mobiltelefons. Es hatte ein Gewicht von 37 kg und nur 3 Menschen konnten damit gleichzeitig telefonieren.
- 1971 die erste E-Mail wurde durch Ray Tomlinson verschickt. Die Entfernung zwischen den beiden PCs betrug nur 1 Meter.
- 1992 wurde die erste SMS versendet an den Firmenchef von Vodafone.

Die beiden neuesten Kommunikations-Massenmedien sind laut Mikogo übrigens die sozialen Netzwerke Facebook und Twitter: Allein bei letzterem ist die Zahl der täglichen Tweets binnen fünf Jahren von 5000 im Jahr 2007 auf zuletzt rund 500 Millionen explodiert. Das sind 6.000 Tweets pro Sekunde.

Auswirkungen der modernen Kommunikation

Nachrichten und jede andere Art von Informationen können über die neuen Medien mit Lichtgeschwindigkeit weitergeleitet werde. Dahinter verbirgt sich eine enorme

Leistung. So ist es möglich, allen Menschen augenblicklich wichtige Informationen weiterzugeben, Bildung ist kein Privileg mehr, man kann über Internet und Co. alles erfahren, sogar lernen, wie man Online Geld verdienen kann.

Ein Wermutstropfen hat das alles dennoch. Dazu sind zwei Fragen zu klären: Ist es wirklich gut, immer und überall erreichbar zu sein? Welchen Sinn hat es, täglich Dutzende E-Mails zu empfangen, wovon die meisten gelöscht werden? Auch das Austragen aus dem Verteiler macht Mühe und ist nicht immer möglich. Eines ist Fakt. Schnelle Kommunikationswege sind für viele Sachen sehr wichtig. Jedoch gibt es Grenzen, nämlich, wenn die Kommunikation zu einem Zeiträuber wird und zwischenmenschliche Kontakte von Angesicht zu Angesicht auf ein Minimum reduziert werden. Wenn Kommunikation dazu führt, dass Zeit für die wirklich wichtigen Dinge des Lebens, wie Familie, Kinder, Kultur, Sport, Freunde fehlt, dann sollte man sein Verhältnis zu Handy, PC und anderen digitalen Medien ernsthaft überdenken.

Noch ein Wort zu den vielen Außendienstlern, die schon eine enorme Stresslast durch die Fahrtätigkeit an sich haben. Die Fahrzeuge sind in der Regel alle mit Navigationsgeräten und sicherer Freisprecheinrichtung ausgestattet. Auf den mitunter langen Fahrten wird viel telefoniert, weil man die Kollegen so selten trifft oder mit der Familie Kontakt halten möchte. Jedoch wird man auch mit Freisprecheinrichtung abgelenkt. Und die noch geringste Folge davon ist, dass man die Abfahrt von der Autobahn verpasst. Es kommt dazu, einen wichtigen Termin zu verpassen, zusätzlicher Druck entsteht. Weil man es dennoch schaffen will, fährt man schneller. Die Entwicklung von Unfällen ist nur noch eine Frage der Zeit.

Nachteile der digitalen Kommunikation

In ihrem Buch „Keine E-Mail für Dich" scheibt Franziska Kühne über die Probleme der heutigen Kommunikation:

„Es wird suggeriert, dass heute alles möglich ist. Du kannst alles tun, alles werden. Du kannst überall leben, du kannst alles haben. Das Problem: Es gibt eine Grenze, und zwar die Zeit! [....] Durch die vielen Kommunikationswerkzeuge, die wir immer hektischer bedienen, haben wir eine Grundvoraussetzung von Kommunikation, nämlich das Zuhören und das Verstehen-Wollen, verlernt. Man empfängt beim Zuhören verbale und nonverbale Signale, die vom Zuhörer entschlüsselt und auf einen Sinn hin überprüft werden. Dann entscheidet man, wie man darauf reagiert [...]Wenn der andere, mit dem man kommunizieren möchte, mir nicht gegenübersitzt, kann ich seine Mimik und Gestik nicht beobachten, und dadurch fehlen wichtige Informationen, Missverständnisse sind vorprogrammiert"[13]. Soweit Franziska Kühne.

Die modernen Kommunikationsmittel können es nicht erleichtern, Freundschaften zu knüpfen und aufrechtzuerhalten. Was sie können, ist in Kontakt zu bleiben, ohne sich zu sehen. Im Hintergrund sollte man sich ins Bewusstsein rufen, dass Kommunikation von Angesicht zu Angesicht ein Grundbedürfnis jedes Menschen ist. Es stellt eine elementare Form der Anerkennung dar. Heute kann man davon ausgehen, dass wir durch das Internet kommunikationsgestörter geworden sind. Das wirkt sich in jedem Fall negativ auf das Wohlbefinden und auch auf die Beziehungsfähigkeit aus.

Die Online-Presse hat sogar den Begriff „Kommunikationsstress" erfunden.

Dieser ist besonders bei Jugendlichen im Alter von 10 bis 14 Jahren[14] ausgeprägt. Die Kommunikation ausschließlich per Mobiltelefon verursacht Stress. Außerdem gibt es einen gewissen Gruppenzwang, dem sich die Jugendlichen verpflichtet fühlen. Das Mobiltelefon nicht zu benutzen wäre die Konsequenz, geschieht aber nicht, aus Angst, dass man etwas verpassen könnte oder gar ausgeschlossen zu werden.

In vielen Unternehmen ist es auch nicht besser. Bereits in den 90iger Jahren hatte ich in einer Arztpraxis, die gerade dabei war, ihr Abrechnungssystem umzustellen, den Satz gelesen: „Computer helfen uns bei der Lösung aller Probleme, die wir früher nicht hatten". Wenn man damals darunter verstand, dass es noch viele Computer-Abstürze gab, so ist es heute wirklich so, dass der PC zur Vereinsamung führt. Bei allem positiven, der Arbeitserleichterung, der Informationsgeschwindigkeit, der Mensch bleibt auf der Strecke. Hinzu kommt, dass immer mehr gefordert wird, weil es diese schnelle Technik gibt. Auch dominieren Ängste, weil viele Menschen dieser Art von Kommunikation auf Dauer nicht gewachsen sind. Ein weiterer wichtiger Punkt ist, dass es inzwischen eine Mediensucht gibt. Viele Personen sind bereits dahingehend geschädigt, dass sie nicht mehr von ihren Geräten lassen können. Letzteres kann nur noch mit Unterstützung von Psychotherapeuten behandelt werden.

Kommunikationsstress vermeiden

Vielleicht verhilft uns folgendes Zitat von Leo Tolstoi zu neuen Einsichten:

„Die zwei mächtigsten Krieger sind Geduld und Zeit"

Dazu schreibt Franziska Kühne: „Wir brauchen Ruhe, um das wahre Leben überhaupt wahrzunehmen. Jeder braucht Zeit zum Nachdenken. [….]Die Zeit, die wir mit dem falschen Einsatz der digitalen Geräte verschwenden frisst unser Leben. Die Defizite, die im zwischenmenschlichen Bereich entstehen, werden den Menschen erst spät bewusst"[15]

Kommunikationsstress können wir vermeiden, indem wir folgendes beherzigen:

Neben den modernen Medien sollten wir eine neue, alte Art von Kommunikation pflegen, nämlich einen echten Dialog zwischen Menschen. Wir müssen es wieder lernen zuzuhören. In Bezug auf die digitalen Medien ist es wichtig, Prioritäten zu setzen. Dabei sollten die Medien nur genutzt werden, wenn es einen Sinn macht, um ein bestimmtes Ziel schnell zu erreichen. Wir sollten darüber nachdenken, wie viel digitale Kommunikation wir tatsächlich brauchen. Nehmen wir uns Zeit, um über uns selbst nachzudenken, um mit uns selbst im Reinen zu sein. In diesem Zusammenhang ist es möglich, die schönen Dinge des Lebens, wie Familie, Natur, Freunde, Musik, Kunst und Theater wiederzuentdecken. Noch eins ist sehr wichtig: Lassen wir wieder mehr Gefühle zu, die in der digitalen Welt vernichtet werden und verhindern wir, dass die digitalen Medien uns unsere Antriebskraft nehmen, die wir brauchen, um unsere wahren Interessen zu verwirklichen.

Nur so gelingt es, unnötigen Stress zu vermeiden, nur dann kommen wir besser mit unseren zeitlichen Ressourcen klar, sind ausgeglichen und leben in Harmonie mit der Familie, Freunden und Arbeitskollegen.

4

WIE KANN MAN STRESSBELASTUNG MESSEN?

Ist es überhaupt sinnvoll, seine Stressbelastung zu messen? Diese Frage ist auf jeden Fall mit „Ja" zu beantworten. Mit der Messung von Belastungsfaktoren lässt sich ermitteln, wie es um ihren Gesundheitszustand ganz allgemein bestellt ist. Wenn sie bei einer gesetzlichen Krankenkasse versichert sind, wird nur das absolute Minimum an Laborwerten bestimmt. Sie kennen dann ihren Blutdruck, ein paar Elektrolytwerte, ihren Blutzuckerwert, vielleicht noch einige Entzündungsparameter und ihren Cholesterinspiegel, der auch noch stark überbewertet wird. Aber sie wissen nichts über ihr Stressniveau, auch nicht, wie gesund oder krank sie tatsächlich sind. Stress aber ist verantwortlich für Krankheiten, wie Depressionen, Herz-Kreislaufprobleme, Rheuma, Arthrose bis hin zu Krebs, selbst wenn sie noch keine Symptome zeigen. Mit der Messung von Stressfaktoren gelingt es aber, schon sehr früh zu erkennen, ob etwas in ihrem Körper nicht in Ordnung ist. Mit diesem Wissen können dann weitere Untersuchungen durchgeführt werden, um die Ursachen für ihre Stresssymptomatik zu ermitteln. Das heißt, jetzt kann man ernsthaft prophylaktisch vorgehen, um gezielt Krankheiten vorzubeugen.

3.1. Bestimmung der Stresshormone

Natürlich bedeutet die Messung der Stressbelastung, die Faktoren zu bestimmen, die bei Stress eine Rolle spielen. Deshalb noch einmal zurück zu der Frage, was passiert, wenn ein Stressreiz erfolgt. Zunächst wird das Hormonsystem aktiviert und es werden die Stresshormone Adrenalin, Noradrenalin und Cortisol freigesetzt. Dadurch werden verschiedene Organe in Alarmbereitschaft versetzt: Die Spannung von Skelett- und Gefäßmuskulatur wird erhöht, Blutdruck und Puls steigen, Blutzucker und Fettsäuren als Energielieferanten werden bereitgestellt, die Blutgerinnung wird aktiviert, und das Gehirn erhält mehr Sauerstoff. Gleichzeitig werden nicht lebensnotwendige Körpervorgänge gedrosselt. Der Körper ist jetzt zu Höchstleistungen bereit.

Bei Dauerstress sinkt die Energieproduktion auf einen minimalen Wert, was man zum Beispiel an reduzierten Cortisol-Werten sehr gut feststellen kann. Damit bietet sich die Messung der Stresshormone an, um die Stressbelastung zu ermitteln. Adrenalin, Noradrenalin und Cortisol, kann man sowohl im Blut als auch im Speichel messen. Für Cortisol kann mithilfe des Speicheltests auch noch das Tagesprofil bestimmt werden. Das Tagesprofil für Cortisol zeigt dabei am Morgen den höchsten Wert, was ja auch den Anforderungen für die Energiebereitstellung entspricht. Im Verlauf des Tages sinkt der Cortisolspiegel beständig mit einem kleinen Mittagshoch, um dann in der Nacht auf einen minimalen Wert zu fallen. Alle drei Parameter lassen sich labormedizinisch bei einem Arzt oder Heilpraktiker bestimmen. Sollten die Werte nicht im Normbereich liegen, können entsprechende Therapien eingeleitet werden.

Messung freier Radikale

Bei Dauerstress beobachtet man darüber hinaus, dass die Belastung mit freien Radikalen stark zunimmt. Freie Radikale sind hochreaktive Spezies, zum Beispiel Hydroxylradikale, Sauerstoffradikale und auch andere. Sie spielen eine wichtige Rolle in zellbiologischen Prozessen, können aber bei Konzentrationen oberhalb der Norm die Zellen schädigen.

Freie Radikale kann man in einem freien Radikale Check mithilfe von Teststreifen messen. Diesen können sie zum Beispiel in den Apotheken oder im Internet als „Freie Radikalen Test" erwerben und zu Hause anwenden. Der Test enthält 3 Teststreifen, womit man selbst eine Therapiekontrolle durchführen kann.

Die Therapie besteht darin, die freien Radikale zu binden. Dazu kann man Radikalenfänger oder Antioxidantien einnehmen. Zwei der wichtigsten Vertreter sind Coenzym

Q 10 und Vitamin C. Sie binden freie Radikale sehr gut und beeinflussen auch die Funktion der Mitochondrien positiv. Zudem haben sie eine positive Wirkung auf das Immunsystem. Vitamin C bindet wasserlösliche und Coenzym Q10 fettlösliche freie Radikale.

Psychologische Testverfahren

Weitere Methoden zur Bestimmung des Stresszustandes eines Menschen sind psychologische Testverfahren. Dabei gibt es welche, die man als Selbsttest nutzen kann, und psychologisch validierte Verfahren, die von einem Psychotherapeuten eingesetzt werden, um den Behandlungsverlauf dokumentieren zu können.

Ein Selbsttestverfahren kann man zum Beispiel bei ergo-online[16] einsehen und anwenden. Als Grobanalyseinstrument für Laien nennt der Fragebogen Stress auslösende Faktoren, wie zum Beispiel Zeitdruck, Verantwortung, Konkurrenzdruck, Konflikte, hochkomplexe Anforderungen u.a. und ermöglicht ihre subjektive Bewertung. Einen weiteren einfachen Test zur Bestimmung der Stressbelastung gibt es von Gert Kaluza[17], den man sich im Internet herunterladen kann.

Beurteilung des vegetativen Nervensystems

Eine andere Methode zur Messung von Stress bezieht sich auf die Messung von Parametern, die das autonome Nervensystem beschreiben und die sehr exakte Aussagen über den Stresszustand und den Gesundheitszustand erkennen lassen. Dazu noch einmal eine kleine Erinnerung:

Das vegetative Nervensystem besteht aus dem Sympathikus, der für die Aktivierung von Körpervorgängen verantwortlich ist und dem Parasympathikus, der für die Entspannung der Körperfunktionen verantwortlich ist. Beide Anteile des vegetativen Nervensystems sollten unter Normalbedingungen im Gleichgewicht sein, einem Zustand, der weitestgehend stressfrei ist.

Zur Erklärung der Stressmessung über Parameter des vegetativen Nervensystems ist es notwendig, den Zusammenhang zwischen Atmung und Herzfrequenz zu verstehen. Die Herzfrequenz des menschlichen Körpers passt sich in der Regel dem Atemrhythmus an. Die Atemfrequenz ist jedoch von der Belastung abhängig, die unser Körper bewältigen muss. Ist das Herz in der Lage, sich der Atemfrequenz schnell anzupassen, kann man davon ausgehen, dass das autonome Nervensystem im Gleichgewicht ist. Wenn das Herz jedoch nicht dem Atemrhythmus folgt, so ist das autonome Nervensystem nicht in Balance. Dies ist gleichbedeutend mit einer gestörten Funktion des Sympathikus, den wir äußerlich nicht unbedingt wahrnehmen.

Wie ist das zu verstehen?

Unser Herz schlägt nicht konstant in einem Takt. Es muss ständig auf innere und äußere Einflüsse reagieren. Dieser Zustand ist normal. Und je besser wir auf verschiedene Situationen reagieren können, desto gesünder ist unser Organismus. Dies zeigt sich in einer ausgeprägten Unterschiedlichkeit der Herzschläge.

Die Unterschiedlichkeit (Variabilität) der Herzschläge könnte man mit der Fähigkeit einer jungen Birke vergleichen, die sich durch ihre elastische Biegsamkeit einem Sturm gut anpassen kann. Je kräftiger der Wind weht, desto weiter biegt sich der Baum hin und her. Wenn der Sturm sich legt, nimmt die Birke wieder ihre Mittelstellung in Ruhe ein. Würde der Baum diese Fähigkeit verlieren, würde er im Sturm umknicken.

Herzratenvariabilität

Ähnlich verhält es sich mit dem Organismus des Menschen. Er ist in jungen Jahren flexibel, kann sich schnell an Situationen anpassen. Mit den Jahren verhärtet er und verliert im Alter seine Elastizität. Dabei ist es egal, ob die Biegsamkeit der Gefäße, der Gelenke oder des Geistes betroffen sind.

Jedoch ist nicht nur das Alter für den Verlust der Flexibilität verantwortlich. Immer mehr sind dies auch Umweltfaktoren und der moderne Lebensstil, geprägt durch Stress, die die Anpassungsfähigkeit des Herzschlags negativ beeinflussen.

Wenn es gelingt, sich an die äußeren Bedingungen anzupassen und mit unterschiedlichem Herzschlag darauf zu reagieren, sind und bleiben wir gesund. Wenn der Körper unfähig ist, flexibel zu reagieren, wird er krank.

Der Herzschlag eines kranken Menschen zeigt wesentlich geringere Veränderungsmöglichkeiten als der eines gesunden Menschen, also eine geringere Anpassung.

Kann man feststellen, wie flexibel die Herzschläge reagieren und wie gesund und leistungsfähig man tatsächlich ist?

Die Unterschiedlichkeit der Herzschläge, auch Herzratenvariabilität (HRV) genannt, kann man messen. In nur fünf Minuten kann festgestellt werden, wie flexibel der Organismus ist. Gleichzeitig gibt diese Messung Auskunft über die persönliche Stresstoleranz. Sie zeigt, ob der für die Leistungssteigerung verantwortliche Nerv, der Sympathikus, mit der inneren Bremse, dem Parasympathikus, im Gleichgewicht ist.

Mit der Messung der Anpassungsfähigkeit der Herzschlagfrequenz, können Krankheitstendenzen frühzeitig erkannt werden und durch geeignete Therapien verhindert oder gemildert werden.

Ein Zitat aus dem Ärztemagazin 37/2004 soll dies verdeutlichen:

„Die Herzfrequenzvariabilität stellt nach Meinung der modernen Kardiologie den wichtigsten Prognose-

Parameter für Herz- und Immungesundheit dar und gestattet darüber hinaus eine Aussage über die allgemeine Regulationsfähigkeit und Gesundheit des Gesamtorganismus. Menschen, die eine eingeschränkte Herzfrequenzvariabilität haben, entwickeln über kurz oder lang statistisch gravierende Gesundheitsstörungen wie Herzkrankheiten, Depressionen und Neuropathien bis hin zum Krebs. Eine Verbesserung der HRV durch gezielte lebensstilmedizinische Interventionen gestattet es, alle Arten an Medikamenten, einschließlich Psychopharmaka einzusparen, weil dadurch die Anpassungsfähigkeit des Organismus verbessert wird."

Mit der HRV-Analyse kann das autonome Nervensystem gut eingeschätzt werden kann. Krankheitstendenzen lassen sich somit früh feststellen. Weitergehenden Analysen können damit schon sehr früh die Ursache für den Stress oder die Störung ermitteln. Damit gelingt es schließlich schon rechtzeitig Therapien einzuleiten.

5

WAS BEEINTRÄCHTIGT UNSERE GESUNDHEIT?

Es gibt eine ganze Reihe von Faktoren, die die Gesundheit beeinträchtigen. Eine gestörte Mitochondrien-Funktion ist sehr oft die Ursache von Krankheiten. Der Fachausdruck dafür ist mitochondriale Dysfunktion. Jedoch gibt es auch andere Ursachen, die zu Krankheiten führen. Wenn ich jetzt einiges aufzähle dann geschieht das auch in dem Bewusstsein, dass die meisten Faktoren gleichzeitig die Mitochondrien schädigen. Viele Faktoren führen zu einem Energiedefizit in den Mitochondrien und können eventuell die mitochondriale DNA schädigen.

Mitochondriale Dysfunktion - Ursachen

•Zunächst ist da unsere Umwelt: Die Industrialisierung und extensive Landwirtschaft haben dazu geführt, dass sich immer mehr Schadstoffe in Erde, Wasser und Luft angereichert haben und dieser Prozess noch nicht gestoppt ist. Zu den wichtigsten Schadstoffen zählen:

Pestizide, Schwermetalle, Überdüngung, Stickstoff, Medikamente (Antibiotika, Hormone-Pille, Betablocker), Lösungsmittel, Altöle, Plastikmüll, FCKW, CO_2.

„Allein in Deutschland reagieren bereits rund 14,5 Mio. der über 14-Jährigen auf unterschiedliche Stoffe und Umwelteinflüsse allergisch. Allergien sind in den letzten Jahren verstärkt aufgetreten. Mit der Entwicklung ständig neuer chemischer Produkte und gentechnisch veränderter Nahrung werden unsere Körper zunehmend mit „Fremdstoffen" belastet. Und auch Tiere und Pflanzen haben keine Chance, sich daran anzupassen. Folge ist nicht nur eine toxische, also giftartige Einwirkung auf Organismen unter dem zunehmenden Auftreten von Krebserkrankungen, Magen - Darmgeschwüren, Hautveränderungen und Zellsterben in anderen Organen, sondern gerade Allergien"[18].

• Weiter geht es mit der Ernährung. Fastfood, Würze mit Glutamat, pestizidbelastete Nahrungsmittel, sinkender Vitamingehalt durch Langzeitlagerung, Waschen mit unnatürlichen Reinigungsmitteln, das sind Quellen für eine ungesunde Ernährung.

• Mangelnde Bewegung oder übertriebene Bewegung können die Mitochondrien schädigen. Stressabbau ist dann nicht möglich, es entstehen Verdauungsprobleme, die Herz-Kreislauftätigkeit ist eingeschränkt.

• Medikamente wie Betablocker, Metformin, Statine beeinträchtigen die Funktion der Mitochondrien negativ, weil sie ausgesprochene Coenzym Q10-Räuber sind. Diesbezüglich bemerkt Uwe Gröber:„Das orale Antidiabetikum beeinträchtigt die diätetische

Verfügbarkeit von Vitamin B_{12} und begünstigt hierüber neurologische Störungen. Eine cholesterinsenkende Therapie mit Statinen ist mit Störungen des endogenen Coenzym-Q_{10}-Haushalts assoziiert, die sich in Form von Myopathien und Neuropathien äußern können. Die langfristige Einnahme von Protonenpumpenhemmern beeinträchtigt u.a. die diätetische Utilisation von Vitamin B_{12} und Calcium"[19].

•Auch Traumata, zum Beispiel HWS-Traumata, können die Mitochondrien schädigen, weil mitunter die Blut-Hirnschranke durchlässig wird. Ebenso können Veränderungen des Hormonstoffwechsels und das Fehlen von Mikronährstoffen zu Schäden an den Mitochondrien führen. Das kann auch Auswirkungen auf die Kinder von Müttern mit HWS-Trauma haben. „ In schwierigen Lebenssituationen kommen HWS-geschädigte Mütter mit Kindern, die ebenfalls HWS-Schädigungen und wahrscheinliche Mitochondriopathien aufweisen. Die Kinder leiden an CFS, Muskelschwäche, Nahrungsmittel-Intoleranzen oder Hirnreifungsstörungen der kortikalen Seh- und/oder Hörzentren. Die Kinder leiden an zahlreichen Multiorganbeschwerden, für die sich keine Ursachen finden lassen."[20]

• Und natürlich ist es psychischer Stress, der einen starken Einfluss auf die Mitochondrien ausübt. „Chronischer Stress ist ein Teufelskreis. Die geringen ATP-Reserven der Mitochonder steigern die Stressempfindlichkeit. Sie reagieren auf blande äußere

Reize wie Licht, Lärm, Geräusche, visuelle, akustische Informationsflut, schnelle Bildfolgen, Menschengedränge, Gerüche u.v.a. überempfindlich. Sie reagieren kardial mit Blutdruckanstieg, erhöhter Herzfrequenz und Extrasystolie. [...]Der Stoffwechsel steht bei chronischem Stress unter voller Spannung. Der Bedarf an Vitamin C, Omega-3-Polyenfettsäuren, Zink, Magnesium und Kalium steigen an und können durch eine normale Kost nicht mehr gedeckt werden. Wird dem nicht durch gezielte Supplementation Rechnung getragen, entstehen Mängel und es schaukeln sich sekundäre Folgeschäden auf."[21] Schließlich münden die nicht ausgeglichen Mikronährstoffdefizite in einem Energiemangel in den Mitochondrien durch ihre eingeschränkte Funktion.

Der moderne Lebensstil

Unser Körper ist seit Jahrtausenden darauf programmiert, sich bei Sonnenlicht zu bewegen, gesunde Luft zu atmen, natürliche Vitamin- und mineralstoffreiche Nahrung zu verzehren und im Rhythmus der Jahreszeiten zu leben. Wenn man dies betrachtet, kann man nur noch feststellen, dass wir uns heute nicht mehr „artgerecht" verhalten. Wir ernähren uns mit industriell hergestellten Nahrungsmitteln, hochgezüchtet und genmanipuliert. Im Vergleich zur Natur leben und arbeiten wir in künstlichen Räumen, Städten oder Fahrzeugen. Das Auge nimmt dadurch nur noch einen Bruchteil der natürlichen Farbreize auf, Temperaturunterschiede spüren wir durch unsere Kleidung kaum. Dann erwarten wir auch noch dauerhafte Höchstleistungen von unserem Gehirn, während wir den Körper zur Bewegungsarmut verdammen. Die Nacht ist durch künstliche Lichtquellen erhellt, Tageslicht durch die Abgasdunstglocke der Städte stark getrübt. Entspannende Naturgeräusche werden durch nervenden Lärm ausgetauscht.

Hinzu kommt, dass der Mensch unzähligen künstlichen Substanzen in Lebensmitteln, Kosmetika und Arzneimitteln sowie Schwermetallen, Wohngiften, Feinstaub und Strahlungen ausgesetzt ist. All dies hat ein hohes krankmachendes Potential in sich, verursacht viele chronische Krankheiten, von Magenschmerzen bis Rückenschmerzen über Bluthochdruck und erhöhte Blutfettwerte, bis zu Alzheimer, Diabetes und Krebs.

Warum ist das so?

Die aufgenommenen Schadstoffe und negative Reize blockieren wichtige Enzyme und damit lebenswichtige Stoffwechselprozesse, wie zum Beispiel die ausreichende Bildung von Hormonen, die Produktion von Körperenergie (ATP) oder Körperbausubstanzen. Der Vitalstoffverbrauch wird dadurch massiv erhöht. Das Wachstum und die Erneuerung von Geweben wie Nervenfasern und Bindegewebe werden behindert. Schadstoffe hemmen die Versorgung der Zellen mit lebenswichtigen Nährstoffen und blockieren den Abtransport von „Abfallstoffen". Sie erhöhen die Belastung des Körpers mit freien Radikalen, welche die Körperorgane schneller altern lassen, die

Erbsubstanz zerstören oder verändern und bei der Entstehung von fast allen Krankheiten beteiligt sind. Und zu guter Letzt verursachen Schadstoffe Entzündungsvorgänge im Körper, die zu Zell- und Gewebeschäden führen.

Bei dieser massiven Einwirkung von Schadfaktoren, wie wir sie heute in der Umwelt und im täglichen Leben haben, reicht ein gesunder Lebensstil allein oft nicht aus, um wieder ganz gesund zu werden oder langfristig leistungsfähig zu bleiben.

Hierzu ist ein ganzes Programm mit vielen Einzelmaßnahmen nötig. Dabei berücksichtige ich, dass sich unsere Umwelt in den nächsten Jahren nicht marginal verändern wird.

Um den Gesundungsprozess eines jeden Menschen zu stärken kann man folgende Maßnahmen empfehlen.

Wege zur Stärkung der Gesundheit

1. Unser Körper braucht Nahrungsmittel und Flüssigkeit, die alle Wirkstoffe in der am besten verwertbaren Form enthält. Dadurch werden jene Gene aktiviert, die dafür sorgen, dass wir gesund und vital bleiben. Reichlich frisches Obst und Gemüse sind die Basis einer gesunden Ernährung. Sie steckt voller Vitalstoffe und trägt deshalb dazu bei, gesund zu bleiben. Selbst Kranke profitieren von der Frischkost. Bis die neue Ernährung greift, ist es notwendig, dem Körper gezielt Vitalstoffe zuzuführen.

2. Durch Entgiftungskuren und die Reduktion krankmachender Faktoren werden die Körperzellen von Ballast befreit. Lebensfunktionen und Energieproduktion kommen wieder in Gang. Verschiedene Wirkstoffe aus der Natur unterstützen den Körper, sich von Giftstoffen zu befreien, indem sie diese binden und zur Ausscheidung bringen.

3. Maßnahmen wie Sauna oder Wechselbäder kurbeln den Stoffwechsel an und unterstützen so den Körper, sich von Giften und Schadstoffen zu befreien. Auch ausreichend natürliches Licht bringt eine Vielzahl gesunder Steuerungsmechanismen in Gang.

4. Sport ist für die Gesundheit zwar nicht lebensnotwendig, doch wenn man richtig trainiert, kann man von seinen günstigen Wirkungen auf viele Körperfunktionen profitieren.

6

VERBESSERUNG DER PHYSISCHEN UND PSYCHISCHEN LEISTUNGSFÄHIGKEIT

Leistungssteigerung, Fitness, körperliches und seelisches Wohlergehen – wer wünscht sich das nicht. Manche Menschen unternehmen sehr große Anstrengungen, um dieses Ziel zu erreichen. Immer wieder wird in diesem Zusammenhang auf die Erlangung hoher Fitness durch sportliches Training, gesunde Ernährung und sinnvolle Freizeitaktivitäten verwiesen. Oft haben wir es mit einem übertriebenen Fitnesswahn zu tun, der für den Körper nicht wirklich gut ist. Auch der bis zur Magersucht führende Schlankheitswahn ist nicht zielführend zum Erhalt oder gar zur Verbesserung der Leistungsfähigkeit. Ebenso ist man auch nicht durch übermäßiges Essen leistungsfähiger, man riskiert dadurch höchstens Übergewicht mit allen Folgeerscheinungen wie metabolisches Syndrom, Diabetes, Herz-Kreislaufprobleme, Arthrose u.v.a. Auch werden verschiedene Stimulanzien zur Leistungssteigerung eingesetzt. Dazu zählen Dopingmittel im Sport, Aufputschmittel zur Steigerung der Wachheit und vieles mehr. Sicher kann man mit einigen Aufputschmitteln seine Leistungsfähigkeit für eine kurze Zeit steigern. Auf

Dauer erreicht man jedoch das Gegenteil, ja es ist mit gesundheitlichen Einbußen zu rechnen.

Mikronährstoffe zur Stärkung der Mitochondrien

Leistungssteigerung durch Einnahme bzw. Substitution von Mikronährstoffen bei Stress oder Krankheiten sind gewollt, um die Funktion der Mitochondrien zu gewährleisten. Durch Mikronährstoffe wird der mitochondriale Stoffwechsel angeregt. Die Energieproduktion in den Mitochondrien ist damit garantiert. Die optimale Funktion der Mitochondrien erreicht man jedoch nur, wenn die fehlenden Vitamine, Mineralien, Aminosäuren oder Spurenelemente supplementiert werden. Hierzu ist eine umfangreiche Diagnostik nötig, die sich lohnt, weil die Leistungsfähigkeit nur durch eine ausreichende Energieproduktion in den Mitochondrien erreicht wird. Als Laborparameter sollten unbedingt drei Werte bestimmt werden. Das ist die Methylmalonsäure im Urin, die Hinweise auf den Vitamin B12-Status gibt. Weiterhin sollte Nitrotyrosin im Blut bestimmt werden, um eine Aussage über die Superoxid und Peroxinitritbildung zu erhalten. Diese Parameter sind ein Maß für die mitochondriale Dysfunktion und ganz besonders für die übermäßige Bildung freier Radikale. Ganz wichtig als dritter Parameter ist die Bestimmung des Vitamin D-Status. Diese Messwerte geben Auskunft über die Energiegewinnung in den Mitochondrien, ohne dass

ATP direkt bestimmt wird. Ein Energiedefizit bewirkt immer eine geminderte Leistungsfähigkeit, genauso wie kein Auto ohne Treibstoff fährt, keine Maschine ohne Strom läuft und kein Handy ohne Akku funktioniert.

Eine effektive Energiegewinnung in unserem Körper hängt davon ab, wie intakt die Mitochondrien sind. Dafür sind einige Voraussetzungen nötig. Die Gewinnung des energiereichen ATP (Adenosintriphosphat) in den Mitochondrien wird unter anderem durch Stress beeinflusst. Das betrifft insbesondere auch den oxidativen und nitrosativen Stress, der in den Mitochondrien direkt entsteht. Sie verursachen ein Energiedefizit in den Mitochondrien und folglich in den Zellen und Organen. Weiterhin wird die Fähigkeit des Körpers zur Energiegewinnung auch durch den Alterungsprozess an sich eingeschränkt. Ebenso trägt der heutige Lebensstil zu den Energiedefiziten bei. Ohne Energie ist die Leistungsfähigkeit unseres Körpers stark beeinträchtigt, bis hin zu schwersten Krankheiten.

Gerade ältere Menschen und die Veränderung der Stoffwechselsituation als Konsequenz des modernen, gestressten Lebensstils sorgen für eine Unterversorgung des Körpers mit essentiellen Vitalstoffen, was wiederum zu einem Energiemangel in den Mitochondrien führt. Damit sind Leistungseinbußen und zahlreiche chronisch-degenerativen Erkrankungen vorbestimmt.

Wirkung freier Radikale und Mikronährstoffe

An dieser Stelle möchte ich auf die freien Radikale zu sprechen kommen. Das sind Atome oder Moleküle mit mindestens einem unpaarigen Valenzelektron, wie zum Beispiel NO (Stickstoffmonoxid). Diese hochreaktiven Teilchen entstehen während des Oxidationsprozesses als aggressive, hochreaktive Teilchen. Sie sind einerseits wichtig, um beispielsweise eindringende Mikroorganismen zu zerstören oder um aus Cholesterin wichtige Hormone zu produzieren. Jedoch ist wie immer ein „zu viel" schädlich, weil die reaktiven Sauerstoffradikale die zelluläre Membran und die DNA schädigen können. Natürlich hat unser Körper gegen solche Prozesse eigene Abwehrmechanismen entwickelt. Empfindliche Moleküle werden auf biochemischem Wege gegen freie Radikale geschützt. Dabei helfen sogenannte Antioxidantien wie Vitamin C, Vitamin E oder Glutathion. Auch die sogenannten Superoxid Dismutasen haben die Aufgabe, freie Radikale zu binden und zu neutralisieren.

Die mitochondriale DNA reagiert sehr empfindlich auf reaktive Sauerstoffradikale.

Außerdem sind die Reparatursysteme zur Wiederherstellung der geschädigten mitochondrialen DNA kaum ausgeprägt. Somit kumulieren sich mitochondriale Schäden im Laufe des Lebens und die Stoffwechselleistung und Energieproduktion der

Mitochondrien sinkt. Aufgrund des entstehenden Energiedefizits wird auf Dauer auch die Recycle-Fähigkeit der Mitochondrien eingeschränkt und sie sterben letztendlich ab. Das äußert sich zum Beispiel durch verminderte Muskelkraft, reduzierte Sehstärke, nachlassende Nervenleistung oder geminderter Hautelastizität. Je länger die negativen Prozesse andauern, desto größer sind die Defizite. Die Lebenskraft des Menschen lässt dabei nach.

Es gibt noch einen weiteren Aspekt. Sind die Mitochondrien geschwächt, verlieren sie auch die Möglichkeit, Fettsäuren zu verbrennen. Wenn sie jedoch, nur Glukose als Kraftstoff nutzen, werden dabei wiederum viel mehr freie Radikale erzeugt. Somit sorgt die Glukoseverbrennung für mehr DNA-Schäden mit der Folge, dass der mitochondriale Alterungsprozess forciert wird und schließlich auch die Zellen geschädigt werden. Zudem vermehren sich alte beschädigte Mitochondrien schneller als die gesunden und verursachen viel mehr oxidativen Stress.

Es gibt sehr gute analytische Verfahren, mit denen die Stresszustände gemessen werden können. Außerdem kann durch die gezielte Gabe von Vitalstoffen verhindert werden, dass die Mitochondrien schneller altern als im gesunden Zustand. Dabei handelt es sich in erster Linie um die bereits erwähnten Antioxidantien wie Vitamin C, E, Coenzym Q 10 und Superoxid Dismutase. Hinzu gesellen sich eine Reihe von Mineralstoffen und

Spurenelementen, die dafür sorgen, dass genügend Energie in den Mitochondrien produziert wird. Zu den beschriebenen Substanzen gehören außerdem: B-Vitamine, Kalzium, Magnesium, Zink, Selen, Mangan, Carnitin, Arginin, L-Theanin, Melatonin, Phenylalanin u.v.a. Welche Substanzen im Orchester der Mineralstoffe, Vitamine, Aminosäuren fehlen ist sehr individuell. Es ist eine umfangreiche Diagnostik erforderlich, um das herauszubekommen. Der Aufwand lohnt sich immer gerade bei Menschen, deren Energielosigkeit, Müdigkeit und Antriebslosigkeit auffällig sind. Oft muss man natürlich auch den Darm untersuchen, besonders die Zusammensetzung der Darmbakterien. Die Untersuchung der hormonproduzierenden Drüsen liefert weitere Anhaltspunkte zur Wiedererlangung der eigenen Leistungsfähigkeit.

Heute kann man davon ausgehen, dass fast kein Europäer eine ausgewogene Vitalstoff-Versorgung hat, es sei denn, er substituiert individuelle Defizite. Ohne diese Substitution können sich chronische Stoffwechselstörungen entwickeln. Es ist auch nicht angebracht, Vitalstoffe nach dem Gießkannen-Prinzip einzunehmen. Eine ungezielte, nicht individualisierte Substitution kann das Ziel eines verbesserten Stoffwechsels nicht erreichen.

Die Intervall-Hypoxie-Hyperoxy-Therapie

Es gibt eine weitere Methode, die dazu beitragen kann, die Leistungsfähigkeit zu verbessern. Dabei handelt es sich um einen hocheffektiven Trainingsreiz, der beim Menschen innerhalb der Mitochondrien und Zellen zahlreiche biochemische Prozesse für die Selbstheilung und Regeneration ankurbelt. Diesen Trainingsreiz erhält man durch eine Intervall-Hypoxie-Hyperoxy-Therapie, kurz IHHT genannt.

Bei der IHHT werden die Zellen trainiert. Wie bereits im Namen enthalten, handelt es sich dabei um eine Sauerstofftherapie. Auch für den medizinischen Laien sollte es nicht schwierig sein zu erkennen, dass Sauerstoff das für das Leben entscheidende Element ist. Ohne Sauerstoff ist auch eine hocheffiziente Energiegewinnung in den Mitochondrien nicht möglich. So hat man berechnet, dass die Mitochondrien bezogen auf ihre Masse 10mal Energie erzeugen als die Sonne.

Es ist darüber hinaus schon sehr lange bekannt, dass das Inhalieren von sauerstoffarmer Luft zu einer vermehrten Bildung von Mitochondrien führt. Sportler nutzen diesen Effekt, indem sie bewusst in Höhen mit geringem Sauerstoffgehalt trainieren, um ihre sportliche Leistungsfähigkeit zu verbessern. Besonders vor wichtigen Wettkämpfen zieht es viele Sportler zu einem Training ins Hochgebirge. Dabei wird nicht nur die Energieproduktion in den Mitochondrien verbessert, es werden auch mehr rote Blutzellen gebildet. Alles sehr effektiv, um sich zu Höchstleistungen zu befähigen.

Bekannt ist auch eine Sauerstofftherapie, bei der Luft mit einem hohen Anteil an Sauerstoff verabreicht wird. „Neben der Anreicherung des Körpergewebes mit Sauerstoff und der Neubildung von kleinen Blutgefäßen im sauerstoffarmen Gewebe erfolgen unter der hyperbaren Sauerstofftherapie weitere Veränderungen im Körper.[...] So werden durch hyperbaren Sauerstoff Zellen des Bindegewebes in hypoxischem Gewebe durch den eingeatmeten Sauerstoff angeregt und aktiviert, wodurch es zu Umbauprozessen im kranken Weichteilgewebe und zur verbesserten Wundheilung kommt.“[22] Die IHHT-vereint beides, hyperbare und hypobare Sauerstofftherapie. Der Patient atmet entspannt im Liegen in zwei Phasen Luft mit unterschiedlicher Sauerstoffkonzentration und trainiert damit seine Zellen. Für ein effektives Zelltraining sind mindestens zwei Trainingseinheiten pro Woche innerhalb von vier Wochen notwendig. Es ist ein biologischer Effekt durch Verbesserung der Energiegewinnung in allen Zellen messbar. Eine Therapiesitzung dauert ca. 45 Minuten. Nach 10 Anwendungen entspricht der erzielte physiologische Effekt dem Training nach einem vierwöchigen Alpenaufenthalt und hält etwa bis zu drei Monate an. Wöchentliche Auffrischungen der Therapie sind sinnvoll, wenn man einen langfristigen Effekt erzielen möchte. Im Übrigen nutzen heute viele Sportler das IHH-

Training zur Leistungssteigerung. Die Geräte sind immer verfügbar, die zeitaufwendigen Aufenthalte im Hochgebirge können entfallen.

Abhängig von der persönlichen Situation ist eine Substitution mit Vitalstoffen erforderlich, um mit IHHT den gewünschten Anwendungserfolg zu erzielen. Der Erfolg ist nach jeder Behandlung mithilfe medizinischer Auswertungen messbar und nachvollziehbar.

Warum funktioniert die IHH- Therapie?

Mit dem Setzen zweier unterschiedlicher Reize wird erreicht, dass durch die sauerstoffarme Phase überalterte Mitochondrien eliminiert oder regeneriert werden können. Die erhöhte Sauerstoffkonzentration sorgt dafür, dass die Energiegewinnung angekurbelt wird. Dabei steigt die natürliche Produktion von körpereigenem Coenzym Q10, dem Schlüsselmolekül für die Energiegewinnung in allen Zellen, an und der Schutz vor oxidativem Stress verbessert sich.[23] Es kommt zu einer Stärkung des Immunsystems oder auch zur Aktivierung des Fettstoffwechsels, der die Gewichtsabnahme unterstützt.

Weiterhin können mit der IHHT aber auch eine Vielzahl von medizinischen und nichtmedizinischen Anwendungen durchgeführt werden.

Beispiele hierfür sind Bluthochdruck, Übergewicht, Hypercholesterinämie, obstruktive Lungenerkrankungen, Typ-2-Diabetes, Insulinresistenz, Verbesserung der Herz-

Raten-Variabilität, Mitochondriale Regeneration, Verbesserung der mitochondrialen ATP Synthese, Verbesserung / Entlastung des Leber-Stoffwechsels, Verlangsamung des Alterungsprozesses der Haut/Verjüngung der Haut, Müdigkeit, Verbesserung des allgemeinen Wohlbefindens und andere.

Somit kann mit Unterstützung der IHHT eine ganze Reihe von Anwendungen durchgeführt werden, die immer das Ziel haben, die Leistungsfähigkeit zu verbessern. Das Gute daran ist, dass während der Therapie der Erfolg messbar ist und die Parameter für die Therapie den Erfordernissen des Patienten angepasst werden können. Das ist eine effektive Methode mit einem hohen Trainingserfolg, welche die gesundheitliche Gesamtsituation der Patienten verbessert.

7

STRESS DURCH SPORT - ODER SPORT GEGEN STRESS?

Es ist bekannt, dass Bewegung eine wichtige Quelle der Gesundheit ist. Durch moderate Bewegung kann man Stress abbauen. Andererseits ist es gar nicht so selten, dass durch Übermotivation Bewegung Stress verursachen kann. Ich möchte den Versuch unternehmen, das aufzuklären.

Was bewirkt Bewegung im Körper?

Ganz allgemein ausgedrückt aktiviert Bewegung Stoffwechselvorgänge und sorgt für einen körperlichen Ausgleich in einer Welt, die durch mangelnde Bewegung geprägt ist. Die Arbeitserleichterung im Zuge der Industrialisierung hat dazu geführt, dass wir viele Tätigkeiten im Sitzen ausüben, sei es bedingt durch den Job oder in der Freizeit.

Bewegung fördert positive Emotionen. So wird durch Bewegung die hormonelle Regulation gefördert. Die Stresshormone Cortisol und Adrenalin werden reguliert ebenso wie die für die Emotionen wichtigen Neurotransmitter Noradrenalin und Serotonin.

Endorphine werden ausgeschüttet, die Glücksgefühle hervorrufen und Schmerzen vergessen lassen.

Bewegung hilft bei der Regulation von Insulin- und Blutzuckerspiegel. Damit wirkt sie prophylaktisch in Bezug auf die Entstehung von Diabetes.

Weiterhin wird durch Bewegung die Synapsenbildung im Gehirn unterstützt, d.h. die Menge der Verschaltungen zwischen den Nervenzellen wird größer. Damit verbunden sind bessere kognitive Leistungen. Die verbesserte Durchblutung des Gehirns und des gesamten Körpers tragen zu einer verbesserten Sauerstoffversorgung aller Organe bei.

Wenn man dann auch noch in einer Gemeinschaft trainiert, fördert Bewegung die Kommunikation zwischen den Menschen.

Besonderen Wert in Bezug auf die Entstehung oder Vermeidung von Stress hat moderate Bewegung zur Erzielung einer hohen Ausdauerleistung. Trainiert man wie ein Leistungssportler, erreicht man oft das Gegenteil von dem, was man beabsichtigt hatte. Dazu sagte der bekannte Herz-Kreislaufspezialist Prof. Dr. Wilfried Kindermann:

„Ausdauerleistung wirkt sauerstoffsparend, blutdrucksenkend, herzrhythmus-stabilisierend, stoffwechselfördernd und blutgerinnungshemmend und hat bei richtiger Anwendung keine Nebenwirkungen."[24]

Wer kennt schon ein Medikament, von dem man das sagen kann.

Unter Ausdauer versteht man die physische und psychische Fähigkeit, körperliche Belastungen über einen langen Zeitraum aufrecht zu erhalten und sich danach schnell zu erholen. Gut ist, um einen Wert zu nennen, wenn während des Trainings höchstens 30% der eigenen Muskelkraft eingesetzt werden.

Intensität der Bewegung

Zwei Fragen stehen dabei im Vordergrund. Erstens ist es die Frage nach der Belastbarkeit, die man sich zumuten möchte, um seine Ziele zu erreichen. Zum anderen ist es aber auch die Frage danach, wie intensiv jemand trainieren sollte, um Stress zu vermeiden.

Ein sehr probates Mittel, das herauszufinden, ist die Messung der Herzratenvariabilität (HRV). Dabei werden, wie bereits erwähnt, die Herzfrequenz, der zeitliche Abstand zwischen den Herzschlägen und die Abweichung vom Mittelwert als Variationskoeffizient gemessen.

Die Messung der HRV funktioniert, weil das limbische System, welches unsere Emotionen beherbergt, wesentliche Teile der Körperphysiologie, wie Blutdruck, Herzschlag, Immunsystem und Hormone - über das vegetative Nervensystem kontrolliert. Chronische Überbelastung führt zu Stress, womit ein hoher Blutdruck verbunden ist und mehr Stresshormone ausgeschüttet werden.

Somit sind Emotionen und Körperfunktionen untrennbar miteinander verbunden. Das vegetative Nervensystem fungiert dabei als Schnittstelle zwischen Körper und Geist. Die zwei Teile des vegetativen Nervensystems kann man so erklären:

Den Sympathikus kann man mit einem Gaspedal im Auto vergleichen, er ist für die Aktivierung der Körperfunktionen verantwortlich und tritt in Aktion, wenn Alarmbereitschaft vorliegt. Sein Gegenspieler, der Parasympathikus, ist vergleichbar mit einem Bremspedal. Er ist verantwortlich für Ruhe und Regeneration.

Mit entsprechenden Entspannungstechniken wird die Übereinstimmung des Verlaufs von Atmung, Herzschlag und Blutdruck zur Rhythmisierung hergestellt.

Der Blutdruck schwankt rhythmisch mit der Atmung, weil das Herz beim Ein- und Ausatmen unterschiedlich stark mit Blut gefüllt wird. Sensoren der Aorta und der Halsschlagader registrieren diese rhythmischen Schwankungen. Der parasympathische Teil des vegetativen Nervensystems regelt nun die Herzfrequenz, um die Blutdruckschwankungen auszugleichen. Aus diesem Grund kommt es zu Schwankungen der Herzfrequenz im Takt der Atmung.

Bei guter HRV ist der Verlauf der Herzfrequenz sinusförmig. Je nach Regelfähigkeit des vegetativen Nervensystems ist die rhythmische Schwankung der Herzfrequenz größer oder kleiner. Bei geringer HRV gleicht der Verlauf der Herzfrequenz einer geraden Linie.

Eine flache Kurve ist immer ein Ausdruck für Stress im Körper, was oft mit Krankheiten oder psychischen Problemen gekoppelt ist. Wenn die Sinuskurve eine große Amplitude aufweist bedeutet dies, dass wenig Stress vorliegt und der Herzmuskel in die Entspannungsphase kommt.

Moderate und intensive Bewegung

Nach diesem kleinen Rückblick zur Erklärung der Herzratenvariabilität komme ich zurück zur Bewegung. Moderate Bewegung ist in jedem Fall gut für den Körper. Dabei werden die Fließeigenschaften des Blutes verbessert, die Anzahl der Mitochondrien und deren Größe nehmen zu. Damit verbunden sind die Anpassung der Stresshormone Cortisol und Adrenalin, Blutzucker- und Insulinspiegel werden gesenkt. Weiterhin werden die Glückshormone Serotonin und Dopamin sowie Endorphine freigesetzt. Diese schützen den Körper vor Stressoren und die Muskulatur wird entspannt.

Damit trägt Bewegung auch dazu bei, den Menschen vor Depressionen zu schützen. Ebenso verhilft Bewegung zu emotionaler Stabilität, verbessert die Stresstoleranz, reduziert Angst. Durch Bewegung kommt es zu einer Stimmungsaufhellung, Sexualität und Schlaf gewinnen neue Qualität.

Andererseits führt übertriebene intensive sportliche Betätigung zu einem intensiven Stoffwechsel und hohen Energiebedarf. Damit zehrt sie an den körperlichen Kraftreserven. Weiterhin werden massiv freie Radikale gebildet, die zur Belastung der Zellen, insbesondere der Mitochondrien führen. Dadurch werden mehr Mikronährstoffe und Aminosäuren verbraucht. Sollte dann auch noch die Regeneration vernachlässigt werden, droht die Gefahr von Übertraining mit starker Stressbelastung bis hin zum Burnout. Dies kann man immer wieder bei Leistungssportlern beobachten. Stellvertretend nenne ich hier nur Sven Hannawald und Sebastian Deisler, die beide unter Burnout litten. „Sven Hannawald war einer der weltbesten Skispringer. 2004 beendete er seine Karriere mit der Diagnose Burn-Out."[25] „Sebastian Deisler litt lange Jahre unter Depressionen, musste stationär behandelt werden und sah sich schließlich nicht mehr in der Lage, seinem Beruf nachzugehen. Eines der größten Talente des deutschen Fußballs gab auf,"[26]

Bei Bewegung unter Stressbelastung gestaltet sich dies noch intensiver:

•Es droht Überforderung, weil die Person eine große Neigung zu körperlicher Erschöpfung hat.

•Diese Personen haben permanent Zeitnot und gönnen dem Körper nicht die notwendige Regenerationsphase.

•Überlastung erfährt der Organismus auch, wenn ein Drang zu hohen Leistungen besteht.

Ganz allgemein gesprochen bewirkt körperliches Training immer eine Störung des biologischen Gleichgewichts, es führt zu einer Ermüdung des Körpers. Nach dem Training ist deshalb Regeneration erforderlich. Danach müssen sich die Körperfunktionen dem neuen Zustand anpassen.

Unter Regeneration versteht man die Prozesse, die zur Wiederherstellung des physiologischen (biologischen) Gleichgewichtszustandes führen. Sie ist unbedingt erforderlich, weil es andernfalls zu einem Mineralstoff-, Vitamin- und Enzymverlust kommt. So zum Beispiel zu Kalium- und Natriumverlust durch Beanspruchung des Nervensystems, Kalzium- und Magnesiumverlust durch Beanspruchung des Energiestoffwechsels. Weiterhin wird das Herz-Kreislauf-System stark beansprucht. Wichtig ist ebenso eine Regulation des Säure-Basen-Gleichgewichts sowie des Temperaturhaushalts.

Wann ist Sport gut für den Körper?

Sport eignet sich hervorragend, um Stress zu bewältigen. Bewegung ist ein wichtiger Faktor zur Erlangung einer guten Lebensqualität. „Sport und Bewegung tragen nicht nur zur Stärkung des Selbstwertgefühls der Patienten bei, sondern verbessern auch die soziale Kompetenz und bauen Ärger und Aggressionen ab."[27]

Der Arzt und Trainer Dr. Rainer Spichalski betrachtet Bewegung immer auch im Wechselspiel mit Ernährung und Stress. Alles bedingt einander.

So liefert Ernährung die Nährstoffe, die wir benötigen, um Energie für den Alltag, Freizeit und Sport zu gewinnen. Durch Bewegung schaffen wir es wiederum, Stress zu bewältigen und verbessern die Stresstoleranz. Andererseits kann Bewegung aber auch Stress erzeugen. Stress kann auch auf eine eigene Weise zu einem überaktiven oder aber passiven Lebensstil führen.

Eine falsche Ernährung kann negative Folgen in Bezug auf die Entwicklung von Stress haben. Das ist zum Beispiel der Fall, wenn die Nährstoffversorgung nicht optimal ist. Sind die Makronährstoffe, Kohlenhydrate, Fette und Eiweiße nicht in einem ausgewogenen Verhältnis, können die Mitochondrien bei der Energiebereitstellung Probleme bekommen. Dadurch wird die Stressanfälligkeit begünstigt. Zum Beispiel erzeugen Diäten physischen und psychischen Stress. Andererseits kann Essen auch entspannen, wenn es in einer angenehmen Atmosphäre, mit Freunden zu einem feierlichen Anlass stattfindet.

Stress kann in Bezug auf Ernährung den Grundumsatz reduzieren oder erhöhen. Manche Menschen nutzen die Nahrungsaufnahme, um Stress abzubauen. Das sind die sogenannten „Frustesser". Bei anderen Menschen hingegen führt Stress zu Appetitlosigkeit. Bewegung dagegen sorgt dafür, dass Energie verbraucht wird und der Grundumsatz steigt. Ausdauersport hilft bei der Entspannung, weil der Körper dabei Cortisol abbaut.

Es ist ein sehr gutes Rezept, nach einem langen, harten und stressigen Tag im Büro eine Runde durch den Park zu laufen. Dabei bekommt man den Kopf frei und reduziert die Stressfolgen. Eine Studie an der Universität Essex zeigte, dass Bewegung im Grünen bereits nach 5 Minuten eine positive Wirkung auf die Psyche hat.[28]

Sport und jede Art von Bewegung sollen in erster Linie Spaß machen.[29] Dann sind die Effekte am stärksten, wie bei jeder Tätigkeit, die wir mit Freude ausführen. Sport, so die Empfehlung des Gesundheitstrainers Gert von Kunhardt, sollte spaßpflichtig sein. Gert von Kunhardt war übrigens deutscher Moderner Fünfkämpfer.

Er betonte „Schwelgen statt Schwitzen". „Sanfte Bewegung statt harten Trainings." So gelingt auch die Stressbewältigung

Wie bleibt man aber fit in knappen Zeitressourcen?

Fakt ist, dass sich 95% aller Freizeitsportler überfordern, ohne es zu wissen. Sport ist nicht automatisch gesund. Weder für den Körper noch für die Seele, denn in fast allen Sportarten, selbst den Fitness-Aktionen, wird ein Klassensystem aufgebaut (Anfänger, Fortgeschrittene, Leistungssportler). Ein mutiger Einsteiger wird erst einmal gedemütigt. Weil er in seiner Gruppe nicht der schlechteste sein will, gelangt er wieder in einen Leistungssog, dem er durch seine sportliche Aktivität ja gerade entfliehen wollte.

Stressabbau durch Ausdauertraining

Ausdauertraining als Mittel zum Stressabbau erfordert eine entsprechende Motivation. Für Anfänger mag folgendes als Motivationshilfe[30] dienen:

1. Ausdauer aufbauen

Für Anfänger ist es sehr wichtig, sich einen einfachen Trainingsplan zu erstellen. Beliebte Ausdauersportarten wie Laufen, Radfahren und Schwimmen kann man je nach Vorliebe für sich auswählen. Mehrmals pro Woche trainieren und dabei die Belastung nach jeder Woche ganz individuell steigern. Bereits nach einigen Wochen erkennt auch der absolute Anfänger Fortschritte, und ist motiviert, weiterzumachen. Wenn das Training Spaß macht, schafft man es auch sein Pensum kontinuierlich zu steigern.

2. Grundlagenausdauer erarbeiten

Nach den ersten 6 Wochen steht dann die Erarbeitung einer Grundlagenausdauer im Fokus. Darunter versteht man die Fähigkeit, seine Ausdauerleistung über einen längeren Zeitraum im angenehmen Tempo aufrecht zu erhalten. Das erste Ziel sollte also sein, eine beliebte Sportart über einen Mindestzeitraum in gleichmäßigem

Tempo ausführen zu können. Dabei bestimmt die eigene Fitness und die Sportart, wie lang das ist. Als Richtwerte gelten für Laufen 30 bis 40 Minuten, Radfahren 60 bis 90 Minuten und beim Schwimmen 30 bis 60 Minuten.

3. Das richtige Tempo finden

Die meisten Anfänger trainieren mit zu hoher Intensität. Das birgt Gefahren, nicht nur in Bezug auf Stress. Zu schnelles Training überfordert den Körper und verursacht Verletzungen. Knochen, Sehnen und Bänder müssen sich auch erst an die Bewegung gewöhnen. Deshalb ist ein langsamer Beginn erforderlich. Ein langsames Training bewirkt zudem, dass wir effektiv Fett verbrennen, womit viermal mehr Energie bereitsteht, als bei der Verbrennung der gleichen Menge von Kohlenhydraten. Durch mehrmaliges Training in der Woche werden regelmäßig Trainingsreize gesetzt und der Körper hat die Chance, sich zu erholen. Das Training kann auch alternierend durch Krafttrainingseinheiten ergänzt werden.

4. Trainingszeiten

Zu welcher Tageszeit sie das Training durchführen, hängt von ihren persönlichen Vorlieben oder Zeitressourcen ab. Wichtig ist, dass auf einen Trainingstag ein Erholungstag folgt.

Wenn sie diese Ratschläge beachten, können sie stressfrei trainieren und sie wirken vielen Faktoren entgegen, die Stress auslösen könnten.

8

Die Bedeutung von Schlaf für ein gesundes Leben

Schlafen ist ein Grundbedürfnis eines jeden Menschen und jedes Lebewesen. Die Schlafdauer, Schlaftiefe und Schlafqualität ist dabei unterschiedlich ausgeprägt.

Schlafdauer bei Menschen und Tieren

Bei den Delphinen[31] kann man beobachten, dass sie jeweils immer nur für ein bis zwei Stunden mit einer Gehirnhälfte schlafen, dann wird gewechselt. Dazu gibt es extreme Langschläfer, wie zum Beispiel all die Tiere, die Winterschlaf halten.

Spitzenreiter der Langschläfer ist mit zwanzig Stunden pro Tag die Fledermaus, dicht gefolgt von Faultier und Igel, die zwischen fünfzehn und zwanzig Stunden täglich mit Schlafen zubringen. Über zwölf Stunden pro Tag schlafen Katzen, Koalas und Geparde. Es gibt aber auch ausgesprochene Kurzschläfer, wie Pferd und Giraffe mit ein bis drei Stunden täglich. Ein Okapi ist so ängstlich, dass es sich immer mal nur 30 Sekunden Schlaf gönnt.

Einen anderen Extremfall stellen Haie dar, die ständig schwimmen müssen, damit immer Wasser durch die Kiemen fließt. Sonst bekommen sie keinen Sauerstoff. Zum Schlafen senken sie ihre Hirnfunktion. Diese Standby-ähnliche Phase lässt sie erholen. Manche Schlangen können sogar bis zu drei Tagen am Stück schlafen.

Extreme Kurzschläfer sind Zugvögel, die tagelang übers offene Meer fliegen, um ihr Sommer- oder Winterquartier zu erreichen. Noch spezieller ist der Mauersegler, der bis zu drei Jahren ununterbrochen durch die Luft fliegt, im Flug seine Beute fängt und frisst. So etwas gibt es wirklich nur in der Tierwelt.

Aber auch aus der Geschichte ist bekannt, dass es Menschen gibt, die außergewöhnliche Schlafgewohnheiten haben.

So wurde von Napoleon Bonaparte[32] berichtet, dass er pro Nacht maximal für vier Stunden die Augen geschlossen hatte. Albert Einstein dagegen soll zwölf Stunden Schlaf benötigt haben. Vielleicht war es gerade sein Schlaf, der für die Entwicklung der genialen Relativitätstheorie gesorgt hat. Den Schlaf betreffend, ist das aber noch längst nicht die kurioseste Leistung.

Natürlich gibt es auch einen Weltrekord im Wachbleiben. So blieb der US-Amerikaner Randy Gardner 1964[33] im Alter von siebzehn Jahren 264 Stunden wach, das sind elf Tage und elf Nächte. Zwar wollte er damit beweisen, dass man dadurch keine gesundheitlichen Probleme bekommt.

Jedoch litt er zeitweise unter Halluzinationen, Gedächtnisverlust und Stimmungsschwankungen. Dieser Rekord wurde 2007 vom Engländer Tony Wright[34] mit 266 Stunden noch um zwei Stunden übertroffen. Die Gründe für solche Versuche sind teilweise nicht nachvollziehbar, zeigen aber, wozu der Mensch im Extremfall in der Lage ist. Zu einer Leistung werden solche Versuche leider erst, wenn sie in außergewöhnlichen Situationen erbracht werden (zum Beispiel, wenn damit ein Überlebenskampf nach einem Erdbeben verbunden ist).

Bekannte Persönlichkeiten über den Schlaf

Mit dem Schlaf und seiner Bedeutung haben sich schon sehr viele bekannte Menschen beschäftigt.[35] So sagte Immanuel Kant:

Drei Dinge helfen, die Mühseligkeiten des Lebens zu tragen: Die Hoffnung, der Schlaf und das Lachen.

Rainer Haak sagte über den Schlaf:

Wer sich nachts zu lange mit den Problemen von morgen beschäftigt, ist am nächsten Tag zu müde, sie zu lösen.

Interessant ist auch dieser Ausspruch von Arthur Schopenhauer:

Jeder Tag ist ein kleines Leben — jedes Erwachen und Aufstehen eine kleine Geburt, jeder frische Morgen eine kleine Jugend, und jedes zu Bett gehen und Einschlafen ein kleiner Tod.

Auch Sigmund Freud beschäftigte sich sehr intensiv mit dem Thema Schlaf, insbesondere mit dem Träumen und Traumdeutungen. Er war davon überzeugt, dass Träume dem Unterbewusstsein unsere intimsten Wünsche entreißen. Träume sind nach seiner Meinung die Hüter des Schlafs.

Nach dieser Einführung möchte ich auf die Notwendigkeit des Schlafes eingehen und dabei solche Fragen ansprechen, wie

Was passiert mit uns, wenn wir schlafen? Wie hoch ist das Schlafbedürfnis eines gesunden Erwachsenen, warum schlafen Kinder mehr? Welche Beziehung gibt es zwischen Schlaf und Stress? Was hat unsere innere Uhr mit dem Bedürfnis und der Notwendigkeit nach Schlaf zu tun?

Das individuelle Schlafbedürfnis

Ganz allgemein betrachtet, bedeutet Schlaf im Ursprung des Wortes „schlapp werden". Das heißt wir wollen, oder sollten schlafen, weil wir schlapp oder schlaff werden. Anders ausgedrückt, nach intensiver Tätigkeit sind wir Menschen erschöpft, müssen unsere Tanks wieder auffüllen, um eine nächste Phase mit Leistungen ausfüllen zu können. Jeder kann an sich selbst erfahren, dass Schlaf störanfällig ist. Die Schlafqualität ist nicht immer gleich. Auch zeigen sich viele Erkrankungen zuerst in Schlafstörungen. Schlafstörungen können ganz harmlos sein, manchmal stecken schwerwiegende Ursachen dahinter.

Das Schlafbedürfnis hängt unter anderem vom Grad der Erschöpfung ab. Dabei geht es um die Frage, ob man genug getan hat, um schlaff, schlapp zu werden, damit der Körper sich nach Schlaf sehnt. Es gibt hierbei zwei Extreme. Es kann sein, dass man permanent zu wenig macht und sich dann wundert, dass man nicht schlafen kann. Oder man hat zu viel getan und dabei den Punkt überschritten, der zum Schlaf geführt hätte. Dabei beobachten wir, dass wir überreizt sind, zwar körperlich schlapp, aber der Geist kann nicht abschalten. Und dann kann man auch nicht (ein)schlafen.

Wichtig für das Schlafbedürfnis ist auch der zeitliche Abstand zum letzten Schlaf. Dabei gilt, je kürzer dieser Abstand ist, desto schwerer fällt es uns einzuschlafen oder wir wachen ständig auf.

Wenn die Gesundheit beeinträchtigt ist, haben wir ein erhöhtes Bedürfnis nach Schlaf. Der Körper sehnt sich nach Ruhe und braucht sie auch, um gesund zu werden.

Natürlich spielt auch das Alter für das Schlafbedürfnis eine große Rolle. Kinder schlafen mehr als Erwachsene. Alte Menschen haben auch ein geringeres Bedürfnis nach Schlaf als Erwachsene zwischen zwanzig und sechzig. Dabei kann man folgendes beobachten:[36]

Der REM-Schlaf (Ich erkläre später, was das ist) bei Babys beträgt 50% des gesamten Schlafs. Dies hat große Bedeutung für die Hirnentwicklung. Wenn die Kinder etwa fünf Jahre sind, schlafen sie tagsüber nicht mehr. Die Schlaftiefe verringert sich bei Männern ab dem 50. Lebensjahr. Das Bedürfnis nach Schlaf nimmt im Alter nicht unbedingt ab, sondern nur die Schlaffähigkeit. Auch die Jahreszeiten haben Einfluss auf das Schlafbedürfnis. Es ist in der dunklen Jahreszeit mit den kurzen Tagen natürlich höher als im Sommer.

Das Schlafbedürfnis ist auch von der Tageszeit abhängig. Dabei spielen sowohl Lichteinflüsse als auch die Arbeit eine große Rolle.

Und zu guter Letzt wird unser Schlafbedürfnis auch durch unsere innere Uhr geprägt. Für diese Erkenntnis bzw. für die Erforschung der Ursachen dafür gab es 2017 den Nobelpreis für Medizin. Dazu aber später.

Die verschiedenen Einflüsse auf das Schlafbedürfnis zeigen, dass der Schlaf-Wach-Rhythmus stark variieren kann und sich auch von Mensch zu Mensch unterscheidet. Der Schlaf-Wach-Rhythmus wird wesentlich durch den Wechsel von Tag und Nacht beeinflusst. Ebenso verändert sich der Stoffwechsel im Laufe des Tages. Im Verlaufe des Lebens erfährt unser Schlaf-Wach-Rhythmus einige Veränderungen. Es hat sich herausgestellt, dass er sich bereits im ersten Trimenon der Schwangerschaft manifestiert.

Insgesamt trifft es zu, dass der Mensch etwa ein Drittel seines Lebens mit Schlafen verbringt, also etwa 8 h täglich. Der Schlaf wird nicht bewusst wahrgenommen, ist aber ein sehr komplexer Prozess.

Was passiert im Schlaf

Bei gesunden Menschen sind während des Schlafs die Augen geschlossen, Puls, Blutdruck, Atemfrequenz und Körpertemperatur sinken. Dabei ist die Gehirnaktivität so verändert, dass man es auch messen kann.

Beim kranken Menschen sieht der Schlaf entschieden anders aus. Teils werden rhythmische Bewegungen ausgeführt. Kranke wachen öfter als zwölf Mal pro Nacht auf, sie schwitzen vermehrt und die normalen Schlafphasen sind nicht erkennbar.

Bedeutend für die Schlafphysiologie sind auch die Lichtverhältnisse von Tag und Nacht. Die innere Uhr trägt dazu bei, dass der Mensch in seinem Schlafrhythmus bleibt. Sie hat ihren Sitz im Zwischenhirn. Über ihre Nervenzellen nimmt sie Einfluss auf andere Hirnregionen, wobei Reize gesetzt werden, die andere Organe und damit auch Ruhe- und aktive Phasen beeinflussen.

Die Hauptnerven der inneren Uhr werden durch das Tageslicht aktiviert. Es hat sich gezeigt, dass der Tag- und Nacht-Rhythmus einer bestimmten Flexibilität unterliegt, wobei der 24-stündige Rhythmus grundsätzlich erhalten bleibt, auch wenn der Lichteinfall ausbleibt.

Neben der Schlafdauer, ist natürlich auch die Schlafqualität wichtig. Während eines sieben- bis achtstündigen Schlafs können Störungen durch äußere Einflüsse die Schlafqualität erheblich beeinflussen. Während der ersten Stunden des Schlafs ist die Erholung am größten. Deshalb muss eine kurze Schlafdauer nicht unbedingt zu weniger Erholung oder gar Erschöpfungszuständen führen. Dies toleriert unser Körper zwar nicht auf Dauer, aber wenn der Schlaf einmal in der Woche ein Kurzschlaf ist, ist die Erholung dennoch gegeben.

Schlaf und Schlafqualität sind so wichtig, weil während des Schlafs die körperliche und geistige Erholung stattfindet. Die Muskeln erholen sich von der Tagesarbeit und es werden andere Hirnregionen belastet. Schlaf ist ein wichtiger Faktor im Stressabbau.

Zur optimalen Erholung von Körper und Geist durchlaufen wir während des Schlafs verschiedene Phasen.[37] Wir können die Einschlaf-, die Traum- und die Aufwachphase unterscheiden. Dazu kommen der oberflächliche und der mitteltiefe Schlaf sowie der Tiefschlaf mit den sogenannten REM-Phasen.

„Der Schlafverlauf ist, nach einer anfänglichen, in der Länge variablen Wachphase (Einschlaflatenz), durch eine regelmäßige Abfolge der beschriebenen Schlafstadien gekennzeichnet, es alternieren NonREM-Schlaf-Episoden mit REM-Phasen. Eine einzelne Sequenz von NonREM-

und anschließendem REM-Schlaf wird als Schlafzyklus bezeichnet, dessen Länge zwischen 80 und 110 Minuten beträgt; in einer normalen Nacht treten vier bis fünf solcher Zyklen auf. Der Tiefschlaf nimmt im Laufe der Nacht ab, der REM-Schlaf zu. Tiefschlaf findet sich also vor allem in den ersten Schlafzyklen. Die erste REM-Phase dauert hingegen meist nur wenige Minuten oder entfällt ganz; die folgenden Phasen werden länger, und die letzte REM-Phase vor dem Erwachen dauert meist mindestens 30, manchmal bis zu 60 Minuten."[38]

Die körperlichen Kennzeichen der einzelnen Schlafphasen können folgendermaßen charakterisiert werden.

Während des Einschlafens verlangsamen sich die Gehirnströme und der Muskeltonus lässt nach. Der nachfolgende oberflächliche Schlaf ist dadurch gekennzeichnet, dass sich die Muskeln weiter entspannen, eine Gliederschwere fühlbar ist, Atmung und Puls gleichmäßig sind.

Während des mitteltiefen - und Tiefschlafs sind die Augen ruhig, der Muskeltonus nimmt noch weiter ab. Dabei verlangsamt sich der Herzschlag, die Atmung wird ruhiger und der Blutdruck fällt. Am Ende eines jeden Schlafzyklus folgt eine REM-Phase. Dabei bedeutet REM – Rapid Eye Movement, schnelle Augenbewegung, durch welche die REM-Phase auch gekennzeichnet ist. Sicher ist, dass der Mensch während dieser Phase träumt, jedoch bedeutet dies nicht, dass man ausschließlich in dieser Phase träumt.

Nach Stadien liegt der REM-Schlaf zwischen dem Wachzustand und dem Leichtschlaf. Neben schnellen Augenbewegungen beobachtet man in der REM-Phase einen steigenden Blutdruck sowie unregelmäßige Atmung und Herzfrequenz. Die Genitalien werden während des REM-Schlafs stärker durchblutet und willkürliche Muskeln sind gelähmt, aber nicht die Atem- und Kopfmuskulatur.

In erster Linie dient der REM-Schlaf der Entspannung, Obwohl man auch feststellen kann, dass in dieser Phase viele Organsysteme so aktiv sind, wie während des Wachzustands.

Während des Morgens werden die Tiefschlafphasen kürzer. Dann kann man in der Aufwachphase beobachten, dass sowohl die volle Blase als auch Geräusche im Bereich von 50 bis 60 Dezibel einen Weckreiz auslösen.

Verschiedene Hormone haben auf den Schlaf einen mehr oder weniger großen Einfluss. Wie jedoch die hormonelle Steuerung des Schlafs erfolgt, ist nicht endgültig geklärt. Als sicher gilt, dass besonders Melatonin für den Schlaf eine große Rolle spielt. Melatonin wird dabei in der Zirbeldrüse des Gehirns[39] gebildet. Diese ist mit dem Sehnerv des Auges verbunden. Wenn es dunkel wird, reagiert die Zirbeldrüse sofort mit der Produktion von Melatonin. Bei Helligkeit wird die Produktion von Melatonin gedrosselt. Durch Melatonin wird die Aktivität des Menschen gesenkt, es macht müde. Aus diesem Grund wird es auch oft als Schlafhormon bezeichnet.

Besonders im Winter wird durch die länger anhaltende Dunkelheit vermehrt Melatonin gebildet. Ein Zuviel an Melatonin kann ernste Depressionen hervorrufen. In der dunklen Jahreszeit gibt es dadurch auch mehr Personen, die depressiv sind und an einer sogenannten Winterdepression leiden. Zur Müdigkeit kommen Antriebsschwäche, Tatenlosigkeit und Gleichgültigkeit als Symptome der Winterdepression hinzu.

Bei der Schlafsteuerung spielt auch der Neurotransmitter Serotonin eine große Rolle.[40]

Serotonin sorgt beim Menschen für die psychische Ausgeglichenheit und beeinflusst die Schlafsteuerung. Serotoninmangel führt zu Antriebslosigkeit und Schlafstörungen.

Auch der Cortisolspiegel beeinflusst den Schlaf. Er sinkt während des Schlafs und steigt in den frühen Morgenstunden wieder an.

Schlafstörungen

Schlafstörungen sind relativ häufig. Man kann zwischen Einschlafstörungen, Durchschlafstörungen, einen nicht erholsamen Schlaf und auch Tagesschläfrigkeit unterscheiden. Wenn Schlafstörungen auftreten, sollte man daran denken, dass dann wesentliche Funktionen des Schlafs wie Regeneration, Stärkung des Immunsystems, Gedächtnisarbeit während der REM-Schlafphasen und Verarbeitung von Erlebnissen während der Träume beeinträchtigt sind. Dabei gilt es die Ursachen herauszufinden, wenn dieser Zustand über einen Zeitraum von vier Wochen mindestens dreimal pro Woche auftritt.

Schlafstörungen treten durch akute Belastungen wie Stress, Konflikte, bei chronischen Erregungszuständen und Fehlverhalten im Umgang mit Schlaf auf. Auch gibt es organische Gründe für Schlafstörungen, wie körperliche Erkrankungen, Herzrhythmusstörungen, Diabetes mellitus Schmerzzustände, u.a. Auch Alkohol-, Drogen- oder Medikamentenabhängigkeit können Schlafstörungen verursachen. Über 70% aller psychisch kranken Patienten haben Schlafstörungen, wie zum Beispiel Patienten mit Depressionen, Angst- und Panikstörungen, Zwangserkrankungen und Posttraumatischen Belastungsstörungen.

Wichtig ist bei allen Schlafstörungen und für jeden, der eine gute Schlafqualität haben möchte, dass man eine gute Schlafhygiene betreibt. Das bedeutet,

- 4-6 h vor dem Schlafengehen keine koffeinhaltigen Getränke oder Medikamente und auch Alkohol zu sich zu nehmen

- vor dem Schlafengehen und nachts nicht zu rauchen

- keine schweren Mahlzeiten am Abend. Leichte Nachtmahlzeiten oder ein Stück Brot mit Butter als Spätstück sind möglich.[41]

- einige Stunden vor dem Schlafengehen keinen anstrengenden Sport zu betreiben

- lästige Lichtquellen, Lärmgeräusche und extreme Temperaturen im Schlafzimmer zu reduzieren

- nicht ständig auf die Uhr zu sehen

- individuelle Schlafrituale einzuhalten.

Vorteilhaft ist es auch, morgens möglichst zur gleichen Zeit aufzustehen und dies auch am Wochenende beizubehalten.

Bei massiven Schlafstörungen ist es wichtig, die möglichen Ursachen zu ermitteln. Schlafstörungen können mithilfe von Entspannungstechniken, Verhaltenstherapien und Psychotherapien behandelt werden. Die Behandlung der zugrunde liegenden Erkrankung ist dabei Voraussetzung.

Die biologische Uhr

Was aber besagt die nobelpreiswürdige Erkenntnis, dass alles Leben einem inneren Rhythmus folgt und Gene diese biologische Uhr steuern.

Ausgehen kann man in der Regel davon, dass der Tageslauf, d.h. der Wechsel von Tag und Nacht, den Rhythmus unseres Lebens bestimmen. Wichtig ist die weitere Erkenntnis, dass der Rhythmus unseres Lebens durch weitere Faktoren bestimmt wird. Das ist nicht nur beim Menschen so, sondern auch aus der Tierwelt bekannt. Selbst, wenn man Tiere über Monate in der Dunkelheit belässt, folgen sie dem Takt ihres normalen Lebens weiter. Das betrifft den Schlaf genauso wie die Stoffwechselvorgänge, Nahrungsaufnahme usw. Sicher kann man nach einer längeren Zeit beobachten, dass dies alles nicht mehr ganz synchron mit den Tageszeiten passiert, aber der übliche Ablauf bleibt bestehen, wie bei einer Uhr, der es auch egal ist, ob es hell oder dunkel, Tag oder Nacht ist. Sie tickt und verrichtet ihre Arbeit.

Die Ursache dafür liegt in den Genen, denn sie steuern diesen Ablauf. Als erster stellte der Doktorand Ronald Konopka[42] fest, dass Gene die innere Uhr ticken lassen. Dabei dienten verschiedene Fliegen als Versuchsobjekte. Er testete das Bewegungsverhalten der Nachkommen von mutierten (genveränderten) Fruchtfliegen – drosophila melanogaster. Dabei waren 3 Fliegen vollkommen aus dem Takt geraten, d.h. sie zeigten keinen 12stündigen Tag- und Nachtrhythmus. Eine zeigte einen 19 stündigen, ein anderes Exemplar einen 28 stündigen Rhythmus und eine von ihnen wechselte vollkommen planlos den Rhythmus.
So kam Konopka auf die Spur der inneren Uhr und deren genetische Grundlagen.
Die Chronobiologen Jeffrey C. Hall, Michael Rosbash und Michael W. Young führten die Arbeiten fort und erhielten 2017 den Nobelpreis für Medizin[43] und Physiologie. Ihr Verdienst war die Untersuchung von Genen an Fruchtfliegen, die den zirkadianen Rhythmus regulieren.

Bereits 1984 isolierten Hall und Rosbash das Fruchtfliegen Gen mit dem Namen period. Unabhängig von ihnen gelang es auch Michael Young, dieses Gen zu isolieren. Hall und Rosbash entdeckten in ihren Forschungen auch das Protein, dass innerhalb des Gens für den Biorhythmus verantwortlich ist. Es stellte sich heraus, dass die Fruchtfliegen am Tag sehr wenig von diesem Protein bildeten und in der Nacht entsprechend mehr. Dabei wurde ziemlich genau ein Rhythmus von 24 h eingehalten, d.h. wir haben es mit einem zirkadianen Rhythmus zu tun. (Unter zirkadian versteht man den biologischen Rhythmus der Lebewesen, der sich auf der Erde an den 24 h-Tag orientiert.) Damit wusste man, dass dieses Protein der Taktgeber für die Lebewesen ist.

Dass es diese innere Uhr nun tatsächlich gibt, und diese durch Proteine, die innerhalb der Gene wirken, vermittelt werden, ist eine wirklich große Erkenntnis. Geklärt werden muss noch, wie die biologische Uhr mit der Außenwelt synchronisiert.

Lebewesen passen sich dem Tag und Nacht Rhythmus an. So sagte der Chronobiologe Gregor Eichele, dass der Mensch seine Uhr täglich neu justiert. Er wird seine Gewohnheiten nur in Ausnahmesituationen verändern. Er folgt seiner biologischen Uhr und dem Rhythmus von Tag und Nacht. Wie dies miteinander in Einklang zu bringen ist, muss noch geklärt werden.

"Die Arbeit der Nobelpreisträger ist eine Grundlage für das, was Schlafforscher immer wieder beobachten", bemerkt Gregor Eichele. "Heute leben wir in einer Welt mit künstlichem Licht. Das verändert den natürlichen Wechsel aus Hell und Dunkel", betont er weiter. Inzwischen wisse man, dass bestimmte Krankheiten, Übergewicht oder dauerhafte Schlafstörungen entstehen können, wenn Menschen dauerhaft gegen ihre innere Uhr leben.[42]

Das ist auch die Erklärung für die Notwendigkeit des Schlafs als Mittel zur Entspannung und Regeneration. Schon Theodor Fontane hatte intuitiv erkannt, wie wichtig die biologische Uhr ist. So sagte er: „Nur wenige haben den Mut zu schlafen, wann sie müde sind. Die meisten schlafen, wenn man es von ihnen erwartet."[44]

9

STRESS UND HERZSCHÄDEN

Ein bekannter Heilpraktiker in Berlin, Frank Richter, pflegte immer zu sagen: Herzprobleme sind auch Herzensprobleme. Damit ist er auf die gegenseitige Beeinflussung von Psyche und Herz eingegangen. Das ist natürlich nur bildhaft gemeint. Aber unweigerlich kommt man auf die Zusammenhänge zwischen Stress und Herztätigkeit zu sprechen. Stress kann alles beeinflussen. Oft wird das Herz auch als Sitz der Seele bezeichnet. Fakt ist, dass unser Herz eine riesige Lebensleistung vollbringt. In einer Stunde pumpt es 300 l Blut durch den Körper, das sind 7000 l am Tag. Hinzu kommt, dass es im Schnitt 100.000 Schläge pro Tag vollführt, ebenfalls eine riesige Leistung. Das Herz ist ein muskuläres Hohlorgan und kann eine ganze Menge an Defekten bekommen, wie zum Beispiel Herzdilatation, Herzinfarkt, Herzklappenfehler, Herzneurose, Herzthrombose und andere. Dabei ist das Herz viel mehr als ein muskuläres Hohlorgan. Wenn man zum Beispiel alle herzversorgenden Nerven durchtrennt, arbeitet das Herz weiter, das heißt es pumpt und schlägt dank seines serienmäßigen Automatismus. Das können andere Organe nicht. Dabei geht die Erregung gewöhnlich von einem bestimmten Ort des Herzens aus, dem primären Erregungsbildungs- oder Automatiezentrum. Nachgeschaltete Zentren mit langsameren Arbeitsrhythmen, kommen nur zur Geltung, wenn die schnelleren Zentren ausfallen.

Herz und Psyche in der Literatur

Ich möchte meine Gedanken zum Thema Stress und Herzschäden mit einigen Zitaten beginnen, die zeigen, dass sich sehr viele Menschen mit dem Zusammenhang von Herz und Psyche beschäftigten und beschäftigen. Wenn ich von Psyche spreche, verstehe ich darunter die Summe aller geistigen Eigenschaften des Menschen sowie seine Persönlichkeitsmerkmale. Aber zunächst zu den Zitaten.

„Der Kummer, der nicht spricht, nagt leise an dem Herzen, bis es bricht" Natürlich hat dies etwas mit Menschen zu tun, die einander gernhaben. William Shakespeare, der dies sagte, verstand sehr gut, dass Kummer das Herz schädigen kann. Nicht nur, dass die betroffene Person depressiv werden kann, unter der Depression kann das Herz Schaden nehmen. Heute vielfach bewiesen, es gibt einen Zusammenhang zwischen Psyche, Herzerkrankungen und Depression.

Johnny Depp sagte einmal: „Du kannst deine Augen schließen, wenn du etwas nicht sehen willst, aber du kannst nicht dein Herz verschließen, wenn du etwas nicht fühlen willst". Auch er betrachtet das Herz in einem engen Zusammenhang zum Gefühl.

Und schließlich unser Altmeister Goethe:" Es muss von Herzen kommen, was auf Herzen wirken soll". Oder: "Welch eine himmlische Empfindung ist es, seinem Herzen zu folgen".

Das Herz hat zu allen Zeiten eine Faszination für Verliebte gehabt. Nicht umsonst ist das Herzsymbol ein Ausdruck von Liebe und wird überall auf der Welt verstanden. Ganz nebenbei verstehen wir dabei auch, hier ist immer sehr viel Gefühl mit im Spiel. So auch Heinrich Heine in seinem Gedicht: Herz mein Herz, sei nicht beklommen und ertrage dein Geschick, neuer Frühling bringt zurück, was der Winter Dir genommen. Und wie viel ist Dir geblieben und wie schön ist doch die Welt, und mein Herz, was dir gefällt, alles, alles sollst Du lieben"

Sehr schön ausgedrückt ist hier das Zusammenspiel von Psyche, Herz und optimistischen Gedanken.

Stress beeinflusst das Herz - der Beweis

Jetzt gibt es auch endlich den wissenschaftlichen Beweis: Forscher am Massachusetts General Hospital und der Harvard Medical School in Boston haben einen Mechanismus gefunden, der zeigt, wie Stress das Herz beeinflussen kann: Hierbei geht es in erster Linie um Schäden, die Stress am Herzen auslösen kann. Ich möchte hierzu ergänzen, dass Stress auch positive Reaktionen am

Herzen auslösen kann. Leider geht es in der Medizin immer zuerst um Krankheiten und ihre Behandlung. Ich meine, dass es immer auch um die Vermeidung von Krankheiten gehen soll. Wenn positiver Stress dabei hilft, umso besser. Aber zunächst weiter über die Ergebnisse der amerikanischen Forscher. Die Wissenschaftler konnten belegen, dass unter Stress die Aktivität der Amygdala verstärkt wird. Dies bewirkt ein höheres kardiovaskuläres Risiko bei den Patienten. „In der Psychokardiologie wird das Limbische System schon sehr lange hinsichtlich des Zusammenhangs von emotionalem Stress und Herzkrankheiten untersucht"[45], erklärt der Leiter der Arbeitsgruppe internistische Psychosomatik/Psychokardiologie Prof. Dr. Ladwig. Dass es diese Verbindung gebe, wisse man schon lange; die konkreten Wege und Mechanismen dahinter waren bislang unklar. „Die aktuelle Studie zeigt wunderbar, wie zentralnervöse Strukturen direkte Effekte auf Arterien und das Herz haben", bemerkt Ladwig.

Die Studie zeigte, dass durch Stress zunächst eine endotheliale Dysfunktion und in der Folge Arteriosklerose entsteht. Hieran ist eine Reihe von Neurotransmittern, wie Adrenalin, Noradrenalin, Hormone wie Cortisol und Endothelin beteiligt. Auch werden Entzündungsparameter verstärkt und die Blutviskosität und die Plättchenfunktion beeinträchtigt. Was weiter hinzukommt, und auch so von den Forschern nicht erwartet wurde, ist ein

Zusammenhang zwischen Stress und erhöhter Aktivität im Knochenmark und in den Arterien.

Die Funktion der Amygdala

Eine entscheidende Rolle spielt bei diesen Prozessen die Amygdala (der Mandelkern) als Teil des Limbischen Systems. Sie steuert Furcht und Aggressionen.[46] Die Stoffwechselaktivität der Amygdala steigt bei stressbedingten Krankheiten wie etwa beim posttraumatischen Stresssyndrom oder bei einer Depression.

Die Amygdala beeinflusst also als Teil des limbischen Systems Emotion und Erinnerung. Dies umso mehr, wenn Angst und Wut auftreten.

Die Amygdala beeinflusst vor allem auch solche Funktionen des Körpers – wie Atmung und Kreislauf – und passt sie der jeweiligen Situation an. Beispielsweise sorgt sie dafür, dass uns das Herz bis zum Halse klopft, wenn wir Angst haben. Wenn der Hypothalamus als Zentrale des vegetativen Nervensystems über entsprechende Nervenbahnen davon erfährt, weiß er, wann er die Nebennieren anregen muss, die Adrenalinproduktion zu beginnen. Der Körper reagiert, sobald er sich in Gefahr befindet, ohne darüber nachdenken zu müssen. Das hat die Evolution so eingerichtet, damit wir keinen Schaden nehmen.

Auch steht der Mandelkern/Amygdala, und das ist entwicklungsgeschichtlich begründet, mit dem Geruchssinn in Verbindung. Dadurch kann Gefahr schneller erkannt werden.

Der Mandelkern wirkt vor allem auch als emotionaler Verstärker.[47] Zu welcher Reaktion seine Stimulierung führt, hängt stark von unserer Stimmung ab. Manche Menschen bekommen bei gezielter Reizung der Amygdala erinnerungsähnliche Halluzinationen oder auch eine Déjà-vu-Erfahrung, das ist ein Gefühl, als ob man eine Situation schon einmal erlebt hätte.

Am besten versteht man die Funktion der Amygdala, wenn man sich anschaut, was passiert, wenn sie fehlt.[48] So hat man bei Affen auf beiden Gehirnhälften die Amygdala gezielt zerstört. Die Tiere wirkten danach emotionsloser und es fehlte jegliches aggressive oder defensives Verhalten. Die Affen zeigen keine Furcht, auch nicht bei Begegnung mit Schlangen, die sie sonst fürchten wie die Pest. Auch ging den Affen die Fähigkeit zu emotionalen Assoziationen verloren. Das heißt, bestimmte Gegenstände wurden nicht mit Belohnung verbunden. Sie suchten keinen Kontakt und wurden daher von ihrer Gruppe isoliert.

Bei Menschen ist dies ähnlich. So wurde von einem Patienten berichtet, dem die Amygdala aus Krankheitsgründen auf beiden Seiten operativ entfernt worden war. Die Person hatte Schwierigkeiten, Gesichter zu erkennen und konnte auch den Gesichtsausdruck ihres Gegenübers nicht richtig deuten. Die Störung des Sozialverhaltens des Betroffenen war die Folge.

Somit ist die Amygdala für die Steuerung unserer Empfindungen sehr wichtig. Die Amygdala spielt auch eine Rolle für das Gedächtnis. Sie sorgt dafür, dass wir uns besser an Situationen erinnern, wenn starke Gefühle daran beteiligt sind, wie zum Beispiel Angst oder Furcht. Menschen mit geschädigter Amygdala erinnern sich an schreckliche, an neutrale und an angenehme Szenen gleich gut.

Die Amygdala ist unter anderem dafür verantwortlich, mögliche Gefahren zu analysieren und steuert unsere Furcht und Aggression. Auch bei Stress spielt dieser Teil des Gehirns eine große Rolle. Bei Stress leitet die Amygdala in einem Zusammenspiel mit anderen Systemen vegetative Reaktionen ein, wie Angstschweiß und das Ansteigen der Herzfrequenz.

Auch bei der Abspeicherung traumatischer Erlebnisse hat die Amygdala eine wichtige Funktion. Tritt eine ähnliche Situation noch einmal auf, bilden sich vermehrt Stresshormone. So kann es manchmal zu Stressreaktionen kommen, wenn keine Not besteht. Bisher gibt es aber kein Medikament, das direkt auf den Mandelkern wirkt. Zwar besteht die Möglichkeit, den Mandelkern zu entfernen, damit werden aber wesentliche Emotionen bis hin zur Sexualität unterbunden. Das wird keiner wollen.

Über unsere Emotionen ist die Amygdala immer eng mit dem Stressgeschehen verbunden.

Stress und Herzgesundheit in der Gegenwart

Wir könnten doch eigentlich sehr entspannt sein. Wenn wir davon ausgehen, dass sich unser Leben nur in der zur Verfügung stehenden Zeit verwirklichen kann, so stellen wir fest:

- Wir leben heute durchschnittlich länger
- Wir verlängern darüber hinaus unsere Tage durch Licht
- Wir können unsere Grundbedürfnisse dank moderner Technik zeitsparend erledigen
- Wir werden schneller wieder gesund

Obwohl wir doch vielmehr Zeit zur Verfügung haben, als das früher der Fall war, haben wir paradoxerweise ein Zeitknappheitsproblem.

Bei alldem muss man immer wieder bemerken, dass die anscheinende Zeitknappheit dazu führt, dass wir nicht mehr richtig entspannen können. Einerseits, weil wir dafür keine Zeit „opfern" wollen, andererseits, weil es nicht mehr wichtig zu sein scheint.

Dabei ist es besonders für die Erhaltung der Herzgesundheit sehr wichtig, zu entspannen. Dies gilt ganz besonders dann, wenn man das Gefühl hat, gestresst zu sein. Zum Entspannen gehört, sich einfach Zeit zunehmen, um Körper und Geist zu regenerieren. Beim Entspannen sinkt der Adrenalin - Spiegel wieder, der Parasympathikus wird gestärkt und wir sind in der Lage wieder Kräfte für neue Aufgaben zu sammeln.

In der Praxis hat sich gezeigt, dass spezielle Atemübungen sehr wirkungsvoll sind. Wenn man zum Beispiel nach jeder Stunde jeweils für eine Minute bewusst ein- und ausatmet, bemerkt man sehr schnell, wie sich der Puls senkt und man entspannter wird. Es ist enorm wichtig mindestens einmal in der Woche bewusst Freizeitaktivitäten einzuplanen, die der Entspannung dienen. Das kann ein Kinobesuch, ein entspannender Spaziergang, oder ähnliches sein. Diese Aktivität sollte einfach Spaß machen.

Bezüglich der Amygdala ist es wichtig festzustellen, dass sie entscheidenden Einfluss bei der Entstehung von Stress hat. Sie wirkt als emotionaler Verstärker. Da sie außerdem großen Einfluss auf die Atmung und den Kreislauf hat, ist sie stark am Gleichgewicht zwischen Sympathikus und Parasympathikus beteiligt.

Das Ergebnis der neuesten Studie zum Zusammenhang zwischen Stress und kardiovaskulären Ereignissen zeigt deutlich: Diejenigen, die den meisten Stress empfanden, zeigten auch die stärkste Amygdala-Aktivität.[49] Zudem wiesen sie höhere Entzündungsparameter der Blutgefäße auf als weniger gestresste Probanden. „Die Amygdala ist die entscheidende neuronale Struktur hinsichtlich des Auftretens künftiger kardiovaskulärer Ereignisse", schlussfolgern Tawakol und Kollegen. „Dass die Amygdala-Aktivität mit Entzündungsprozessen assoziiert ist, ist eine spannende und außergewöhnliche Erkenntnis", kommentierte Ladwig.[49]

Dr. Ilze Bot vom Akademischen Zentrum für Arzneimittelforschung an der Universität Leiden in den Niederlanden sagte hierzu, dass in den vergangen 20 Jahren die Zahl der Menschen, die unter permanentem Stress leiden, deutlich gestiegen ist. Das ist durch eine hohe Arbeitsbelastung, Angst vor Arbeitslosigkeit, Armut und andere Umstände bedingt. Die klinischen Daten zeigen eine Verbindung zwischen Stress und kardiovaskulären Erkrankungen. Dabei wird chronischer Stress als tatsächlicher Risikofaktor für das akute Koronarsyndrom identifiziert. Die entscheidende neuronale Struktur für das Auftreten kardiovaskulärer Ereignisse ist dabei die Amygdala.[49]

Unter diesem Gesichtspunkt geht es vorrangig darum, geeignete mentale Strategien zur Stressentstehung einzusetzen, um den belastenden Stress zu reduzieren. Leider wird ein entsprechendes Stressmanagement von den Ärzten nur selten praktiziert.

Bei all der Betrachtung des Faktors Stress für kardiovaskuläre Ereignisse wurde bisher nur von emotionalem Stress ausgegangen. Wie bereits dargestellt, gibt es noch viele andere Stressursachen, die teils umweltbedingt, teils ernährungsabhängig und auch durch Schadstoffe oder Medikamente ausgelöst werden. Ich spreche also von den Faktoren, die die Mitochondrien beeinflussen, und besonders über oxidativen und nitrosativen Stress. Dabei ist nicht unerheblich, welche Medikamente bei Herz-Kreislauferkrankungen eingesetzt werden und welche Reaktionen sie an den Mitochondrien hervorrufen. Viele Herzmedikamente können zu Verlusten an lebenswichtigen Mikronährstoffen führen. So senken ß-Blocker den Coenzym Q 10 – Spiegel. Angiotonsin-Rezeptorblocker können den Zinkspiegel erniedrigen. Manchmal ist es auch nötig, seinen Mikronährstoffstatus überprüfen zu lassen, um herauszufinden, was im Körper wirklich fehlt. Bei Herzerkrankungen ist es sinnvoll generell Coenzym Q 10 einzunehmen, damit die Mitochondrien in den Herzmuskeln gestärkt werden. Nachfolgende Aufzählung zeigt, bei welchen Medikamenten eine Überprüfung der Mikronährstoff-Versorgung erfolgen sollte.[50]

- ACE- Hemmer: Enalapril, Captopril
- Aldosteron-Antagonisten: Spironolacton, Eplerenon
- Angiotonsin-Rezeptorblocker: Valsartan, Candesartan, Losartan, Telmisartan,
- ß-Blocker: Bisoprolol und Metoprolol.
- Digitalis, Herzglykoside: Digoxin, Digitoxin
- Diuretika: Schleifendiuretika: Furosemid, Torasemid
- Kalium sparende Diuretika: Amilorid, Triamteren,

- Aldosteron-Antagonisten: Spironolacton, Eplerenon
- Thiazide: Hydrochlorothiazid

Durch eine rechtzeitige Einnahme von Mikronährstoffen und auch Omega - Fettsäuren kann der Medikamentenverbrauch sogar gesenkt werden.

Zusammenfassend möchte ich mit einem Bekenntnis des Apple Gründers Steve Jobs schließen:

„Ihre Zeit ist begrenzt, also verschwenden Sie sie nicht damit, das Leben eines anderen zu leben. Lassen Sie sich nicht von Dogmen in die Falle locken. Lassen Sie nicht zu, dass die Meinungen anderer Ihre innere Stimme ersticken. Am wichtigsten ist es, dass Sie den Mut haben, Ihrem Herzen und Ihrer Intuition zu folgen. Alles andere ist nebensächlich.“[51]

10

MUSIK UND GESUNDHEIT

Ausgehend von den Emotionen, die durch Musik geweckt werden, ist es von großem Interesse, welchen Einfluss sie auf unser Wohlbefinden und die Gesundheit hat. Es gibt kaum einen Menschen, der Musik nicht mag. Heute beobachte ich viele Menschen, die, sowie sie das Haus verlassen, ihr Headset im Ohr haben und Musik hören. Die Interessen und persönlichen Vorlieben dürften dabei sehr unterschiedlich sein. Es gibt ausgesprochene Klassik-Fans, andere wiederum können damit nichts anfangen, ihre Liebe gilt der Rock- oder Soul- oder Country-Musik. Auch werden es immer mehr Schlagerliebhaber, ja und auch das Musical, erfreut sich dank seiner Leichtigkeit einer sehr großen Anhängerschar.

Wirkung von Musik auf den Menschen

Vor der Betrachtung der Wirkungen von Musik auf unseren Körper möchte ich darstellen, welche positiven Eigenschaften das Hören von Musik oder das selbständige Musizieren, Gesang mit einbezogen, ganz allgemein hat.

Beim Hören von Musik kommt es zuerst darauf an, in welcher Situation man sich dabei befindet und welche Art von Musik man selbst bevorzugt.

Da ist zum ersten das Hören von Musik einfach zum Zeitvertreib, entweder, damit die Zeit schneller vergeht, oder weil man damit einen großen Genuss und positive Gefühle verbindet. So ist es zum Beispiel, wenn man ein Konzert besucht, um sich eine Sinfonie, ein Oratorium oder ein Rockkonzert anzuhören. In jedem Fall ist damit eine bewusste Freizeitgestaltung verbunden, mit dem Ziel, seine Bedürfnisse für ein künstlerisches Bedürfnis zu befriedigen.

Natürlich sind die Interessen dabei so vielfältig, wie es Menschen auf der Welt gibt. Jeder hat seinen persönlichen Geschmack und wird sich immer nur darauf einlassen, was ihm gefällt. Es gibt kein Muss, sondern immer nur ein „ich will das, weil es mir gefällt".

Wir können also feststellen, dass mit dem Hören von Musik die Befriedigung von Bedürfnissen verbunden ist.

Es gibt auch Menschen, die Musik hören, wenn sie mit bestimmten Arbeiten beschäftigt sind. Es ist durchaus so, dass man sich durch das Hören von leiser Musik im Hintergrund besser konzentrieren kann. Das kann man zum Beispiel beobachten, wenn ein Schulkind seine Hausaufgaben erledigt, oder wenn man mit dem Ausarbeiten von Plänen oder Berichten beschäftigt ist. Hierbei wird sehr oft klassische Musik, zum Beispiel

Mozart, gehört, aber auch moderne angenehme Melodien können helfen, sich besser zu konzentrieren. Was man dabei hört und ob man überhaupt bei der Arbeit Musik hört, ist ganz allein auf die Persönlichkeit beschränkt. Wenn die Person bestimmte Musikrichtungen, z.B. Klassik, nicht mag, kann man damit auch nicht die Konzentration steigern.

Bei anderen Tätigkeiten, wie zum Beispiel bei manuellen Tätigkeiten wie Malen und Basteln, sind mit Sicherheit andere Rhythmen und Melodien gefragt, als bei geistiger Tätigkeit. Mit einem bestimmten Rhythmus oder Charakter der Musik geht die Arbeit besser von der Hand. Das betrifft sowohl die Konzentration als auch die Unterstützung der Arbeit an sich. Das gab es schon zu Zeiten, wo es noch kein Radio oder Plattenspieler gab. Viele Volkslieder sind bei der Arbeit entstanden, wie z.B. „Das Wandern ist des Müllers Lust", oder „Die Leineweber haben eine saubere Zunft", oder auch in der Oper „Sing und spiel du feines Rädchen"--- Bestimmt gibt es noch viel mehr davon. Durch den Rhythmus bedingt, geht die Arbeit leichter von der Hand und man merkt auch gar nicht, wie die Zeit vergeht.

Somit können wir festhalten, dass Musik die Konzentration und die Freude an bestimmten Arbeiten verbessern hilft.

Eine weitere Möglichkeit, Musik zu nutzen, ergibt sich in Wellness-Einrichtungen, Kosmetikinstituten oder

Massagepraxen. Durch die Musik soll die Entspannung der Kunden verbessert werden, damit die durchgeführten Therapien und Anwendungen besser wirken. Dabei spielt beruhigende Musik eine große Rolle. Aber selbst, wenn man die Musik nicht in solchen Einrichtungen hört, auch ohne spezielle physische oder Wellness-Anwendungen hilft Musik sehr beim Entspannen. Die Musikindustrie hat ein ganzes Arsenal an Entspannungs- und Meditationsmusik geschaffen, die auch genutzt wird. Selbst die Psychotherapie nutzt diese Möglichkeit, um Entspannung für die Patienten zu erzielen.

Wir können damit weiter konstatieren, dass man mit Musik sehr gut entspannen kann.

Genutzt wird Entspannungsmusik auch in psychiatrischen Kliniken und Altenheimen, um eine angenehme Atmosphäre zur Entspannung zu schaffen.

Kommen wir jetzt zum Praktizieren von Musik, zuerst zum Gesang. Mein Opa hat immer gesagt, wenn Du Angst hast, musst Du singen. Hat er damit Recht gehabt? Ich meine ja, das hat er. Beim Singen ist unsere ganze Aufmerksamkeit auf den Text und auf die Melodie gerichtet. Zunächst ist die Stimme noch zittrig und vibriert. Je länger man singt, desto kräftiger oder ausdrucksvoller wird der Gesang. Die Angst tritt dabei in den Hintergrund. Letztendlich gibt uns der Gesang Sicherheit, um die Angst zu überwinden.

Singen fördert darüber hinaus die Geselligkeit und das Zusammengehörigkeitsgefühl. Das sind soziale

Bedürfnisse, die uns Stärke geben und Geborgenheit. Dabei ist es egal, ob man in einem Chor singt, oder beim Wandern ein Lied angestimmt wird. Meine Mutter berichtet an dieser Stelle immer, dass zu Kriegszeiten die Soldaten beim Marschieren immer gesungen hätten. Damit war bestimmt auch eine Absicht verbunden. Sicher sollte dadurch die Angst unterdrückt werden, aber auch Stärke insbesondere durch lautes Singen demonstriert werden. Sicher hat sich hierdurch auch die Richtung der Marschmusik entwickelt. Denn Kriege gab es bekanntlich zu allen Zeiten.

Das Gemeinschaftsgefühl wird auch durch die Hymnen der Länder oder zu bestimmten Anlässen gefördert. Hinzu kommt, dass hier auch besondere Gefühle angesprochen werden, wie Patriotismus und Liebe zum Volk, dem man angehört.

Was bewirkt das Singen noch? Singen ist für unsere Kehle und Stimmbänder aber auch für die Lunge mechanische Arbeit. Die Stimmbänder werden gekräftigt. Man lernt durch den Gesang Atemtechniken, die uns zu einer kraftvollen Stimme verhelfen. Selbst unsere Sprache oder das Sprechen selbst wird davon positiv beeinflusst. Das ist die eine Seite. Der Gesang hat aber auch eine weitere positive Eigenschaft. Er hilft feinste Partikel von den Stimmbändern durch den kräftigen Atemzug zu beseitigen. Er hat also auch eine reinigende Wirkung.

Neben dem Gesang gibt es natürlich auch noch die Instrumentalmusik. Ein Instrument zu beherrschen, egal wie gut, vermittelt dem Spielenden ein erhebendes Gefühl. Sie können sich oder Mitmenschen beim Gesang begleiten und eine noch größere Freude bereiten als beim puren Singen. Die hohe Kunst ist natürlich eine Kapelle, im einfachsten Fall ein Fanfarenzug oder ganz professionell ein Sinfonieorchester oder eine Bigband. Wer das professionell betreibt, hat in der Regel sein Hobby zum Beruf gemacht. Das ist eine der höchsten Formen der Bedürfnisbefriedigung und vermittelt den Künstlern nicht nur das Gefühl persönlichen Glücks, sondern auch für die Hörer höchsten Genuss, Zufriedenheit, Entspannung und die Erfahrung eines Gemeinschaftserlebnisses, das sehr nachhaltig den weiteren Alltag beeinflussen kann. Bewundernswert ist zum Beispiel, was Andre Rieu mit seinem Orchester für Gefühle auslöst. Da wird gelacht, getanzt, ein Gefühl der Glückseligkeit vermittelt. Und die Künstler? Sie haben genau den gleichen Spaß. Da springt ein Funke über. Das ist Glück und Freude, das entspannt und begeistert.

Eine Sache möchte ich noch erwähnen, weil ich weiß, dass die Kombination von Musik und Sport für die Gesundheit zusätzliche Effekte bringt. Beim Joggen Musik zu hören, kann beflügeln, hilft den richtigen Rhythmus beizubehalten und verstärkt durchaus Trainingseffekte. Auch in den Pausen zwischen den Wettkämpfen hören Sportler gern Musik, um sich abzulenken und sich besser auf ihren eigenen Wettkampf konzentrieren zu können. Daneben gibt es noch die echte Kombination von Sport und Musik, wie den Turniertanz und das Eiskunstlaufen. Dabei werden neben dem Wettkampfgeschehen auch Gefühle vermittelt, die Schönheit des Sports unterstrichen. Umgedreht trifft das natürlich beim Eiskunstlaufen nicht zu, weil die teilweise willkürliche Zusammenstellung der verschiedenen Stilrichtungen den Komponisten keine Ehre macht. Aber dennoch, die Gefühle, die dabei vermittelt werden, überwiegen.

Musik und Stressreduktion

Was sagt nun die Wissenschaft über die Musik in Bezug auf ihre Auswirkungen auf die Gesundheit.

Musik kennen alle Kulturen auf der Erde, ja sie ist für den Menschen lebensnotwendig. Sie wirkt über Emotionen, hat spirituelle und soziale Faktoren. Musik kann auch manipulieren, zum Beispiel in der Werbung oder im Film.

Es gibt heute Studien, die das Ziel verfolgen, das Stressniveau über die Musik zu senken. Das hat Auswirkungen für die Arbeitswelt, dahingehend, dass gerade Arbeiten in Hilfs- und Notfallsituationen verbessert werden. Dabei wird eine sogenannte Gehirnmusik geschaffen, die es vermag mit Hilfe von Frequenz, Amplitude und Dauer von musikalischen Klängen das Gehirn aus einem gestressten Zustand in einen Zustand der Entspannung zu bringen. Mit dieser

Musik, die von unseren eigenen Gehirnwellen geschaffen wird, kann man Schlaflosigkeit, Erschöpfung und auch Kopfschmerzen behandeln.

Die Forschung ist hier erst am Anfang. Interessanterweise hat sich bei der Studie gezeigt, dass entspannende Musik-Titel denen von Chopin ähneln, während Aufmerksamkeit durch Musik entsteht, die Mozart-Werken ähnlich ist.

Auswirkungen von Musik auf das Gehirn

Wenn man betrachtet, welche Auswirkungen Musik auf das Gehirn hat, stellt man fest:

1.   Musik hilft uns, Stress zu reduzieren

Musik mit einem langsamen Tempo, leisen Tönen und ohne Text hat auf uns eine beruhigende Wirkung. Dabei wird das Stressniveau gesenkt und wir sind weniger nervös oder aufgeregt. So gibt es Musik, die den Cortisolspiegel im Blut senkt. Das sind insbesondere meditative Musikstücke. Die gleiche Art Musik hilft auch, Schlaflosigkeit zu bekämpfen. „Tatsächlich verändert die Musik den Herzschlag, den Blutdruck, die Atemfrequenz und die Muskelspannung des Menschen, und sie beeinflusst nachhaltig den Hormonhaushalt. Vor allem Nebenniere und Hypophyse reagieren auf Klang und Takt. Doch nicht jede Musik löst dieselben hormonellen Reaktionen aus. Ein rascher Takt und damit schnelle Musik regt das Adrenalin an, langsame, sanfte Weisen das Noradrenalin. Sanfte Musik verringert nachweislich die

Ausschüttung von Stresshormonen und erhöht zugleich die Konzentration von schmerzkontrollierenden Betaendorphinen im Körper.[...] Musik entspannt, löst Gefühle aus und setzt Emotionen frei."[52]

Meditationsmusik wird auch als „Sprache des Herzens" bezeichnet und ist von unschätzbarem Wert. Der Hintergrund dafür ist, dass die Musik durch ihre Schwingungen unmittelbar auf den Menschen wirkt. Da Meditationsmusik entspannend wirken kann, beeinflusst sie nachweislich Atem, Herzschlag, Blutdruck und die Gehirnwellen positiv. Es gibt aber auch die schnelle, rhythmische Meditationsmusik. Diese wirkt eher vitalisierend und regt den Kreislauf an.

Meditationsmusik gilt es dabei von Entspannungsmusik zu unterscheiden. Entspannungsmusik ist Musik, die im Hintergrund einen ruhigen Klang und eine entspannende Wohlfühlwirkung entfaltet. Sie wird überall dort eingesetzt, wo man Entspannung anstrebt. z. B. beim Meditieren, Massagen, Wellness-Behandlungen oder im privaten Bereich in der Freizeit.

Mit der Entspannung kommt es im Körper zum Stressabbau. Die schmerzstillende und beruhigende Musik hat sich auch bei Patienten bewährt, die sich einem chirurgischen Eingriff unterziehen werden. Dies kann an der Fähigkeit der Musik liegen, den Gemütszustand zu verändern oder für Ablenkung zu sorgen. Der Mechanismus zur schmerzlindernden Wirkung von Musik ist nicht endgültig geklärt. Vermutlich ist jedoch das Gehirn fähig, mithilfe von Musik körpereigene Opioide, wie Endorphin, erzeugen zu können.[53]

2.	Musik kann Belohnungskreisläufe des Gehirns aktivieren.

Das Belohnungssystem des Menschen dient entwicklungsgeschichtlich gesehen zu dem System, das hilft, unsere Grundbedürfnisse zu befriedigen. So wie wir es vom Essen, Sex und Zuneigung her kennen. Es ist inzwischen erwiesen, dass Musik über das limbische System den Belohnungskreislauf ebenso in Gang setzt, wie andere Reize. Die Wirkung erfolgt dabei in den Zonen des Gehirns, in denen Dopamin freigesetzt wird und die mit Lust und Vergnügen verbunden sind.

3.	Musik steigert die Konzentrationsfähigkeit und die Wachheit des Gehirns

Wissenschaftlich belegt ist, dass Musik die Konzentrationsfähigkeit steigert. So hat die Universität Standford in einer Studie gefunden, dass uns die Musik dabei hilft, aufmerksamer zu sein. Als besonders nützlich für das Gehirn wurde dabei Musik des Komponisten William Boyce (1711-1779) im Barockstil bewertet. Hören sie doch mal rein in die Symphonie Nr. 5 in D Major, variieren die Lautstärke und beobachten, welche Gefühle diese Musik bei ihnen weckt.

4.   Weiterhin hat Musik auch einen großen Einfluss auf unsere Gefühle und unseren Gemütszustand.

So konnte in einer Studie festgestellt werden, dass das Hören von klassischer Musik und New-Age-Musik die Erschöpfung, Traurigkeit und Anspannung verringert. Eine Erklärung ist an dieser Stelle nötig. New Age Musik wird manchmal mit Meditationsmusik gleichgesetzt. Im weiteren Sinne kann man darunter jede Form melodischer elektronischer Musik verstehen. Diesen Musikstil verkörpern solche bekannten Künstler, wie Jean Michel Jarre, Vangelis und die Band Tangerine Dream. Die Band Tangerine Dream bekam in den 1990er Jahren sogar eine Grammy-Nominierung in der Kategorie „New Age".[54]

Wenn man sich mit Musik und Gefühlen beschäftigt, so gilt hier zuallererst, dass nur die Musik einen positiven Gefühlszustand bewirken kann, die uns gefällt. Das ist unabhängig von dem Musikgenre. Dies trifft jedoch nicht auf Grunge-Musik[55] zu. Durch diese Musik werden eher Feindlichkeit und Anspannung gefördert und gleichzeitig Entspannung, Motivation und geistige Klarheit reduziert. Sehr positive Auswirkungen auf das Gehirn hat die sogenannte Designermusik.[52] Es konnte gezeigt werden, dass durch diese Musik Motivation, Entspannung und auch eine gewisse Klarheit im Denken begünstigt wurden. Anspannung, Traurigkeit und Feindseligkeit wurde stark gedämpft.

5. Musik hilft, unsere kognitiven Leistungen zu verbessern

So hat man Untersuchungen[56] durchgeführt, wobei Personen „Die 4 Jahreszeiten" von Vivaldi zu hören bekamen. Dabei konnte festgestellt werden, dass beim Anhören des Satzes „Der Frühling" die Aufmerksamkeit stark zunahm. Das zeigten zerebrale Messungen. Beim Anhören des Satzes der „Herbst" verschlechterten sich die Punktzahlen der kognitiven Tests. Weiterhin wurde beobachtet, dass „Der Frühling" auch Gehirnzonen aktivierte, die für unsere Gefühle zuständig sind. Eine Begründung dafür könnte sein, dass diese Musik auch häufig in der Werbung genutzt wird. Der Wiedererkennungswert scheint mit dafür verantwortlich zu sein.

6. Es gibt einen Zusammenhang zwischen Musik und visueller Wahrnehmung[57]

So konnte zum Beispiel in einer Studie der Universität Groningen festgestellt werden, dass man beim Hören trauriger Musik eher geneigt ist Gesichtsausdrücke anderer Personen als traurig zu interpretieren. Im Gegensatz dazu scheinen die Gesichtsausdrücke beim Hören fröhlicher Musik auch fröhlicher. Somit hat Musik nicht nur einen Einfluss auf unseren Gemütszustand, sondern verändert auch die Wahrnehmung.

7. Unser Musikgeschmack offenbart auch etwas über unsere Persönlichkeit[52]

Es ist mit Sicherheit einleuchtend, dass unsere musikalischen Vorlieben von unserer Persönlichkeit abhängen. So zeigte eine Studie, die bei Jugendlichen durchgeführt wurde, dass Personen, die laute Musik (Heavy Metall, Rock ...) bevorzugen, eher unabhängig oder individualistisch sind. Das kann auch ein geringes Selbstwertgefühl bedeuten. Oft fehlt diesen Menschen die Verbindung zu anderen. Dagegen versuchen Personen, die leichte Musik bevorzugen, das Richtige zu machen und ihre Gefühle zu verdecken. Es bereitet ihnen Schwierigkeiten ein Gleichgewicht zwischen ihrer Unabhängigkeit und der Abhängigkeit von Gleichaltrigen herzustellen. Jugendliche mit unterschiedlichen Vorlieben, die nicht auf eine Richtung festgelegt sind, haben die wenigsten Probleme in ihrer Jugend und leben konfliktfreier. Dies sind nur zwei Beispiele, es gibt noch weitere. So wurde in Studien festgestellt, dass das bevorzugte Hören von Rockmusik eine geringere Gewissenhaftigkeit und höhere Offenheit charakterisiert.

Der Nutzen der Musik für die Gesundheit

Der konkrete Nutzen der Musik für die Gesundheit liegt also darin, Stress zu reduzieren, Entspannung, Konzentration und Wachheit zu verbessern sowie kognitive Prozesse zu unterstützen. Das ist aber nicht alles. Musik kann auch direkt Heilungsprozesse unterstützen. Das liegt daran, dass Musik in der Lage ist, die Fähigkeit unseres Gehirns zur Anpassung anzuregen.

Das nennt man Unterstützung der Neuroplastizität. Diese ist insbesondere dann wichtig, wenn zum Beispiel jemand einen Schlaganfall erlitten hatte. Wegen der guten Neuroplastizität können gesunde Regionen des Gehirns Aufgaben der gestörten Regionen übernehmen. Das bewusste Hören von Musik kann diesen Effekt gut unterstützen.

Wie Untersuchungen gezeigt haben, ist Musizieren bestens geeignet die Hirnaktivität anzuregen. So werden durch das Zusammenspiel von Bewegen, Hören und Planen bei Menschen, die ein Instrument spielen, mehrere Hirnregionen gleichzeitig beansprucht. Interessant ist an dieser Stelle auch die sogenannte Sonifikationstherapie.[58] Mittels Sensoren an Armen oder Beinen werden dabei Bewegungen vertont. Dies soll Patienten effektiv unterstützen, bestimmte Abläufe neu zu erlernen. Bei einem Sprachverlust kann Musik helfen, durch Singen den Zugriff auf die Sprache wieder Stück für Stück zu ermöglichen.

Darüber hinaus ist die Musiktherapie heute in der Medizin eine anerkannte Heilmethode. Sie hilft bei der Wiederherstellung psychischer und körperlicher Gesundheit. So gelingt es mithilfe der Musiktherapie bei Schlaganfall- und Parkinson-Patienten die Grobmotorik und Mobilität zu verbessern. Gute Erfahrungen gibt es für die Musiktherapie bei Patienten mit Essstörungen, Angststörungen, Somatisierungsstörungen und bei Menschen, die unter Depressionen leiden. Therapeutische

Erfolge zeigt der Einsatz von Musik auch bei Bluthochdruck. In der Musiktherapie spielt die Musik der Komponisten Bach, Händel und Mozart immer wieder eine große Rolle. Und es ist immer wieder Instrumentalmusik, ruhig und ohne abrupte Wechsel, die sehr wirkungsvoll speziell für die Senkung des Blutdrucks große Bedeutung hat.

Auch das Erlernen eines Musikinstruments hat bei der Heilung von Krankheiten Bedeutung. Es werden Koordination und Emotionen gefördert, Glücksgefühle entstehen und die Patienten werden entspannter. Musizieren fördert die Gesundheit und Lebensfreude. Dabei spielt es keine Rolle, in welchem Alter man ein Instrument erlernt. Auch für Demenzkranke hat Musik eine große Bedeutung. Die Gefühle werden angesprochen und es ist erstaunlich, an was sich Demenzkranke alles erinnern, wenn sie singen. Weil sie mitsingen, erfahren sie ein Glücksgefühl, das sehr wichtig für ihre psychische Stabilität ist.

Besonders für Kinder ist es sinnvoll, sie frühzeitig an Musik heranzuführen. Es ist nicht nur eine Freizeitaktivität. Durch die komplexen Tätigkeiten wird, wie gezeigt, die Neuroplastizität des Gehirns verbessert. Hiermit werden Lernprozesse effektiver. Auch können immer wiederkehrende Lieder Schreikinder beruhigen.

Die Beschäftigung mit Musik hat nur einen negativen Punkt: Durch das Hören von zu lauter Musik können

Hörschäden verursacht werden. Leider wird dieser Fakt gerade auf Partys, großen Volksfesten und auch bei Fans der Techno Musik kaum beherzigt. Dennoch überwiegen die Vorteile von Musik in Bezug auf Stress. In den folgenden Jahren wird die Musik in der Medizin ein noch größeres wissenschaftliches Interesse haben. Die Wissenschaft wird weitere Erkenntnisse gewinnen, die uns befähigen werden, Musik zur Förderung unserer kognitiven Fähigkeiten, für schnellere Genesung bei verschiedenen Krankheiten und zur Entspannung zu nutzen. Musik bleibt bei Heilungsprozessen nebenwirkungsfrei und wird zudem gern gehört. Von welcher Pille kann man das schon behaupten?

11

KAFFEE - GENUSS- UND HEILMITTEL?

In Bezug auf Stress hat sich gezeigt, dass verschiedene Genussmittel eine positive Bedeutung haben können. So ist bekannt, dass Schokolade, insbesondere die dunkle mit einem hohen Kakaogehalt, gegen Stress hilft.[59] Viele Menschen greifen auch zu anderen Süßigkeiten, wenn sie gestresst sind. Das liegt daran, dass unter Stress der Körper besonders viel Energie benötigt, die durch den Verzehr von Süßwaren schnell bereitgestellt werden kann. Unter Stress werden oft alkoholische Getränke konsumiert, weil man sich davon Entspannung verspricht, was bis zu einer bestimmten Menge auch zutrifft. Wie sieht es nun aber mit dem Getränk aus, dass wir mit am häufigsten zu uns nehmen, dem Kaffee? Er ist einerseits anregend und als Muntermacher bekannt, bei manchen Menschen fängt das Herz nach dem Genuss an zu rasen und andere bekommen Magenprobleme. Ich will versuchen die Frage zu beantworten, in wieweit Kaffee Stresszustände beeinflussen kann.

Wie hat sich der Kaffeekonsum entwickelt und welche Eigenschaften haben die Menschen über Kaffee in all den Jahren kennengelernt?

Schon zu Zeiten Johann Sebastian Bach bekannt, hat man Kaffee in Europa getrunken und ihn sogar besungen. Berühmt ist der sogenannte Kaffee-Kanon aus dieser Zeit: „C-a-f-f-e-e – trink nicht so viel Kaffee".

Heute ist Kaffee überall gegenwärtig. Wir lieben unsere Kaffeezeit, wobei wir Kaffee trinken mit einem Stück Kuchen dazu. Aber nicht nur nachmittags in versammelter Runde, nein Kaffee ist überall präsent, ganz wichtig zum Frühstück als Muntermacher oder im Büro, um konzentrierter arbeiten zu können, ja auch unterwegs ist er gern mit dabei und führt so ganz nebenbei zu Umweltproblemen durch die vielen Kaffeebecher und anderen Utensilien.

Ich möchte mich hier der Frage widmen, was Kaffee ist, welche Wirkstoffe ihn interessant machen, ob er nun Stress positiv beeinflusst oder nicht und auch einige Empfehlungen zum Genuss geben.

Ein Blick in die Vergangenheit

Kaffee steht heute als Synonym für die Pflanze Kaffee, die auch Caffea genannt wird, für die gerösteten Kaffeebohnen und für das aus ihnen bereitete Getränk. Ursprünglich kommt Kaffee aus dem ostafrikanischen Raum, Äthiopien und Sudan. Dabei gab es die ersten Kaffeetrinker wohl in Äthiopien.[60] Der Legende nach hatten Ziegenhirten aus der Region Kaffa entdeckt, dass etwas Besonderes an der Kaffeepflanze ist. Ihre Ziegen hatten sich an den Blüten und Früchten des Arabica Kaffeebaums zu schaffen gemacht. Danach waren sie sehr agil, sprangen wild herum und machten einen sehr aufgeweckten Eindruck. Darauf soll ein Hirte selbst die Frucht probiert haben, die ihm aber nicht schmeckte. Er spuckte das ungenießbare Zeug ins Feuer, worauf sich der angenehme Duft gerösteten Kaffees ausbreitete. Das soll die Geburtsstunde des Kaffees gewesen sein. Einer anderen Überlieferung nach sollten es Mönche gewesen sein, die den ersten Kaffee kochten, weil sie nach dem Genuss die ganze Nacht hindurch beten konnten.[61] Die Kaffeebohnen wurden von den Menschen im damaligen Äthiopien in einer Eisenpfanne geröstet und danach zerstampft. Dieses Produkt wurde dann in einem Tonkrug mit heißem Wasser und Zucker gemischt und getrunken. Viel anders wird der Kaffee dort auch heute nicht zubereitet.

Die weltweite Verbreitung des Kaffees von Äthiopien aus begann ab dem 14. Jahrhundert. Zunächst verbreitete er sich auf der arabischen Halbinsel. Es ist zu vermuten, dass Sklavenhändler den Kaffee auch in andere Regionen brachten. Die arabischen Kaufleute versuchten die Verbreitung der Kaffeesamen zu verhindern, um keine zusätzliche Konkurrenz zu bekommen. Auf dem amerikanischen Kontinent wurde Kaffee im 17. Jahrhundert eingeführt. Die bekannten Anbaugebiete in Süd- und Mittelamerika entstanden später.

Verbunden mit der Vermarktung des Kaffees war die Bildung von Kaffeehäusern. In der arabischen Welt waren ja bereits die Teehäuser bekannt. Im ähnlichen Stil wurden im 16. Jahrhundert in Mekka die ersten Kaffeehäuser gegründet. Dabei gab es auch immer wieder Zeitspannen, in denen der Kaffeekonsum verboten und unter Strafe gestellt wurde.[62] Man sah darin eine Droge, die nicht zur Religion passte. Jedoch wurde der Kaffee als Getränk im 19. Jahrhundert in der islamischen Welt akzeptiert.

Ab dem 17. Jahrhundert gab es auch in Europa Kaffeehäuser. Sie waren in erster Linie Treffpunkte von intellektuellen und künstlerischen Gruppierungen. Dabei spielte Venedig eine herausragende Rolle. Die Venezianer entdeckten den Kaffee für sich. Innerhalb von nur 100 Jahren wurde der Kaffee überall beliebt. Jedoch war er sehr teuer, so dass er nur sehr wohlhabenden Menschen zugänglich wurde. Allmählich ging man auch dazu über, den Kaffee mit Milch zu verfeinern.

In den Hauptstädten Europas, wie London, Paris oder Wien etablierten sich viele Kaffeehäuser. Das erste deutsche Kaffeehaus entstand 1697 in der Hansestadt Bremen, das sogenannte "Haus Schütting".[63] Auch hier dienten die Kaffeehäuser als Treffpunkt verschiedener Vereinigungen, Künstler waren genauso dabei wie Intellektuelle oder Anhänger politischer Clubs.

Heute ist Kaffee eins der wichtigsten Handelsgüter[64] der Welt. An der Spitze der größten Kaffeeproduzenten steht Brasilien. Hier wird fast ein Drittel des gesamten Kaffees weltweit angebaut. Acht Millionen Tonnen werden auf der ganzen Welt produziert, wovon die USA, Deutschland, Frankreich, Japan und Italien die größten Abnehmerländer sind. Interessant noch ein Fakt: In Finnland ist der Kaffeekonsum pro Kopf statistisch der höchste der Welt. Jeder Finne trinkt durchschnittlich fünf Tassen Kaffee pro Tag. Die zwei verbreitetsten Kaffeesorten sind Arabica-Kaffee ("Coffea arabica") und der Robusta-Kaffee ("Coffea canephora"), wobei der Arabica-Kaffee das "Original" unter den Kaffeepflanzen ist. Er stammte aus dem Bergland Ostafrikas. Heute wird er auch in tropischen und subtropischen Ländern angebaut, vor allem in Brasilien. Was die Qualität der Kaffeesorten anbelangt, so ist der Arabica-Kaffee als wertvoller und ergiebiger als der Robusta-Kaffee einzuschätzen. So wird frisch aufgebrühter Kaffee fast immer mit Arabica-Bohnen hergestellt. Dagegen hat der Robusta-Kaffee seine Bedeutung bei der Herstellung von wasserlöslichem Kaffeepulver, dem Instant-Kaffee.

Das Besondere am Kaffee

In Deutschland ist Kaffee eines der beliebtesten Getränke. Pro Tag konsumieren wir 73 Millionen Tassen.[65] Dabei schätzen wir die belebende, anregende Wirkung. Wie gesund oder gar ungesund ist Kaffee überhaupt? Es gibt ja so viele Getränke. Viele schätzen Tee, weil er ebenfalls anregend ist, manche lieben Kakao, der die Stimmung heben kann, anderen ist es ganz egal. Das heißt Kaffee wird geliebt aber von vielen auch sehr kritisch ob seiner Nebenwirkungen eingeschätzt.

Betrachten wir zunächst die positiven Wirkungen von Kaffee.[66]

Zuallererst gilt: Kaffee macht munter. Die Ursache dafür ist natürlich das im Kaffee enthaltene Coffein. Pro Kaffeebohne sind das je nach Sorte und Verarbeitung 0,8-2,5 %. Wie viel davon dann in einer Tasse ist, hängt davon ab, wie lange das Wasser mit dem Kaffeepulver im Kontakt ist. Koffein ist bekanntlich ein Alkaloid. Es gehört zur Stoffgruppe der Xanthine. Damit ist Koffein eine psychoaktive Substanz mit stimulierender Wirkung. Koffein ist übrigens auch in Tee, Cola, Mate, Guarana und in geringeren Mengen auch in Kakao enthalten. Damit ist Coffein die häufigste pharmakologisch aktive Substanz, die konsumiert wird. Die aufmunternde Wirkung von Kaffee sorgt bei Genuss dafür, dass unsere grauen Zellen besser funktionieren, weil die Hirndurchblutung und damit auch die Konzentration gesteigert werden. Beim Verzehr von Kaffee wird man wacher und die Aufnahmebereitschaft des Gehirns verbessert sich. Trotz der verbesserten Konzentration und Wachheit ist nicht damit zu rechnen, dass Kaffee uns den Schlaf raubt. Dies gilt jedoch nur bei Dauerkonsumenten.

Kaffee hat dazu eine ganze Reihe anderer Wirkungen.[67] Was den Kreislauf anbetrifft, sind die nachfolgend aufgeführten Wirkungen gesichert.

• Der Kreislauf wird angeregt, die Blutgefäße werden erweitert, der Herzschlag erhöht und die Durchblutung der Organe verbessert.

• Auch die Bronchialgefäße werden erweitert und die Atmung wird beschleunigt

• Der Stoffwechsel wird durch Koffein angeregt, der Kalorienverbrauch kann sich dabei erhöhen und ohne Zucker und Sahne genossen hat Kaffee keine Kalorien.

• Kaffee macht nicht süchtig
Damit gibt es bereits sehr viele Menschen, die vom Kaffeegenuss profitieren können.

• Ältere Menschen erlangen eine bessere Hirndurchblutung. Wenn sie abends eine Tasse Kaffee trinken, schlafen sie auch besser ein.

• Da Kaffee gefäßerweiternd wirkt, kann er durchaus bei Kopfschmerzen, Asthma, Herzschwäche und auch Morphinvergiftungen eingesetzt werden.

• Leute, die sich um ihren hohen Cholesterinspiegel sorgen, profitieren vom Genuss von gefiltertem Kaffee. Diese Personen sollten aber keine Espresso trinken, weil dadurch die Blutfettwerte negativ beeinflusst werden können.

• Weiterhin wirken Röststoffe im Kaffee als Antioxidantien.[68] Kaffee enthält Chlorogensäure, die möglicherweise vor Dickdarm- und Leberkrebs schützen kann.

• Durch den Genuss von Kaffee nach dem Essen wird die Magensäure- und Gallensekretion angeregt, was für die Verdauung förderlich ist.

• Der Genuss von Kaffee hilft auch, die Ausdauerleistung bei Sportlern zu verbessern. Nach dem Sport ist Kaffee jedoch nicht zu empfehlen.

Das sind doch eine ganze Reihe positiver Wirkungen des Kaffees. Kritiker stellen jedoch immer die unerwünschten Wirkungen in den Vordergrund:

Die Meinung der Kritiker

Was die Nebenwirkungen anbelangt, muss man zuallererst an die Dosis denken. Bei hohem, nicht regelmäßigen, Genuss von Kaffee kommt es zu Zittern, Herzklopfen, Bluthochdruck, und manchmal auch zu Angstanfällen. Natürlich gibt es viele Menschen, die ausgesprochen empfindlich auf die Wirkungen des Koffeins reagieren. Diese leiden nach dem Genuss unter Schlafstörungen und Magenbeschwerden.

Da Kaffee als "Säurelocker"[69] fungiert, regt er die Magensaftproduktion an. Das bedeutet, dass Menschen mit einem empfindlichen Magen, den Kaffeekonsum einschränken sollten.

Wer ständig Kaffee trinkt, gewöhnt mit der Zeit seine Nervenzellen an das Koffein. Wenn dann der Kaffeegenuss plötzlich eingestellt wird, können sich Kopfschmerzen manifestieren, die jedoch nach einigen Tagen verschwinden.

Stillenden Mütter oder Schwangere sollten nur eine Tasse Kaffee am Tag trinken, um dem Ungeborenen nicht zu schaden.

Menschen, die unter Osteoporose leiden, sollten Kaffee nur mit Milch trinken.

Bei schwerwiegenden Herzproblemen sollte man mit seinem Arzt über seinen Kaffeegenuss sprechen.

Die Wirkstoffe im Kaffee

Interessant ist, welche Inhaltsstoffe zu den einzelnen Wirkungen des Kaffees beitragen. Es sind nicht nur die bereits erwähnten Substanzen Koffein und Chlorogensäure, da gibt es noch einiges mehr. So enthalten Kaffeebohnen mehr als 1000 verschiedene Stoffe und nur wenige von ihnen sind hinsichtlich ihrer Wirkung erforscht. Hinzu kommt, dass auf die Inhaltsstoffe des Kaffees die Sorte, Umwelteinflüsse und seine Verarbeitung Einfluss haben.

Die wichtigsten und bekanntesten Inhaltsstoffe des Kaffees will ich kurz charakterisieren.[70]
Koffein ist natürlich der Hauptwirkstoff im Kaffee, wobei seine Wirkung durch die Zugehörigkeit zu den Alkaloiden

zu erklären ist. Beim Genuss einer Tasse Bohnenkaffee konsumiert man ca. 80mg Koffein.

Die Kaffeebohnen bestehen zu 30-40% aus Kohlenhydraten. Das sind wasserlösliche und wasserunlösliche Polysaccharide sowie Zucker und Glukose. Durch die Röstung werden diese fast vollständig abgebaut oder umgewandelt. Die Reste findet man dann als Kaffeesatz in der Tasse oder im Filter.

Im Rohkaffee sind 10-13 % Wasser enthalten. Nach der Röstung sind es nur noch 1-2,5 % Wasser.

Auch Lipide befinden sich in der Kaffeebohne. Man bezeichnet diese als Kaffeeöle. Diese enthalten Triglyzeride und verschiedene Fettsäuren wie Linolsäure und Palmitinsäure. Der Gehalt ist dabei sortenanhängig. So enthält die Sorte Arabica mehr Lipide als Robusta-Bohnen. In Filterkaffee sind kaum Lipide enthalten, weil sie wasserunlöslich sind. Etwas anders sieht es im Espresso aus. Hier bilden sich durch den Herstellungsprozess die berühmten "Crema" aus den Fettstoffen.

Im Rohkaffee sind circa 11% Proteine enthalten. Der Gehalt nimmt durch den Röstvorgang stark ab. Jedoch verbinden sich durch Hitzeeinwirkung Zucker und Aminosäuren zu Aromastoffen, die den Kaffeegeschmack signifikant hervorrufen.

Weitere Stoffe in den Kaffeebohnen sind mehr als 80 verschiedene Säuren, die 4 – 12 % des Gesamtanteils der Bohne ausmachen. Die wohl wichtigste Säure ist die bereits erwähnte Chlorogensäure. Die Kaffeebohnen enthalten aber auch Apfelsäure, Zitronensäure und Essigsäure. Alle Säuren haben dabei einen Einfluss auf die Bildung von Aromastoffen.

4% der Kaffeebohnen bestehen aus Mineralstoffen[71], die beim Brühen zu 90 % im Kaffee verbleiben. Besonders Kalium, Kalzium, Magnesium und Phosphor befinden sich in der Kaffeebohne. Das größte Geheimnis im Kaffee sind jedoch die Aromastoffe. Diese machen die verschiedenen Kaffeesorten so unverwechselbar in ihrem Duft und Geschmack. Von über 800 Aromastoffen in den Kaffeebohnen, sind noch nicht einmal 100 genau beschrieben oder erforscht worden. Im Röstprozess entstehen die meisten Aromastoffe. Auch hier hat jeder sein Geheimnis, was die Erforschung der Aromastoffe nicht leichter macht.

Ganz wichtig ist mir, zu erwähnen, dass Kaffee Antioxidantien[72] enthält. So konnten kürzlich amerikanische Wissenschaftler in einer Studie beweisen, dass im Kaffee überdurchschnittlich viele Antioxidantien enthalten sind. Damit kann auch Kaffee die im Körper vorhandenen überschüssigen "Freien Radikale" neutralisieren, d.h. unschädlich machen. Diese hochreaktiven Teilchen von freien Radikalen sind aktiv an der Entstehung vieler Krankheiten beteilig. Mit Hilfe von

Antioxidantien können, wie ich es schon oft beschrieben habe, freie Radikale blockiert werden und der Körper geschützt werden. Insbesondere wird dadurch die Stresstoleranz für die Körperzellen erhöht. Dies wiederum bewirkt, dass unsere Mitochondrien „fitter" sind und die Gesundheit gestärkt wird. Zu den Antioxidantien im Kaffee gehören die bereits genannte Chlorogensäure, weiterhin Melanoide und das erst kürzlich entdeckte N-methylpyridinium.[73] Wie viele Antioxidantien aus dem Kaffee aufgenommen werden hängt von der Sorte, der aufgenommenen Menge und der Häufigkeit des Konsums ab.

Schadstoffe im Kaffee

Unter den heutigen Anbaubedingungen, dem Einfluss von Pestiziden und der Gentechnik stellt sich die Frage, ob Kaffee Giftstoffe enthält. Dies ist, wenn überhaupt, nur sehr geringfügig der Fall, weil die Kaffeekirsche unter besonderen Schutz steht. Kleinste Spuren von Schwermetallen sowie minimalste Mengen an Pflanzenschutzmitteln können in der Kaffeekirsche enthalten sein. Im aufgebrühten Kaffee findet man jedoch so gut wie nichts davon. Dennoch möchte ich nicht verhehlen, dass man unterscheiden muss „zwischen den möglichen Auswirkungen auf den Verbraucher und den Auswirkungen auf die Umwelt. Die Gifte haben zum Beispiel negative Folgen für die Artenvielfalt in den Anbauländern. Dann sind da natürlich die Auswirkungen auf die Menschen in den Plantagen. Die Pestizide werden meist nicht vorschriftsmäßig angewendet. Oft sind die Arbeiter nicht geschützt oder die Wartezeiten, bis man die Plantage wieder betreten darf, werden nicht eingehalten. Diese Missstände zeigen sich in den Erkrankungen der Plantagenarbeiter. Es gibt viele Pestizidtote, übrigens nicht nur im Kaffeeanbau. Auch Krebs oder Nervenerkrankungen sind dokumentiert." So Jürgen Stellpflug in einem NDR-Interview.[74]

Generell kann man feststellen, dass Kaffee durch seine Inhaltsstoffe viele positive Wirkungen entfalten kann. Über die Langzeitwirkung von Kaffee sind die Forscher sich noch uneinig. Epidemiologische Studien haben einerseits gezeigt, dass der Genuss von Kaffee überwiegend positive Ergebnisse hat. So kann Kaffee vor einigen chronischen Erkrankungen schützen. Dazu gehören Diabetes, Parkinson oder Leberleiden[75]. Eine sehr aktuelle Studie zeigte zudem, dass Kaffee auch die Leber vor Schäden durch übermäßigen Genuss von Alkohol schützen kann.

Negativ kann sich Kaffeegenuss bei Menschen mit Bluthochdruck auswirken. Auch für stillende und werdende Mütter ist Kaffeekonsum nur bedingt zu empfehlen. Höchstens ein bis zwei Tassen pro Tag rät die Deutsche Gesellschaft für Ernährung. Einige Studien zeigen auch, dass Kaffeegenuss sich ungünstig auf Osteoporose auswirkt. Jedoch kann man insgesamt feststellen, dass Kaffee den Menschen ohne die genannten Risikofaktoren eher nützt als schadet.

Kurioses über Kaffee

Interessant ist vielleicht, wie es eine Internetrecherche[76] gezeigt hat, dass es dank Kaffee einige kuriose Entwicklungen gegeben hat:

Dank Kaffee wurde die Webcam erfunden

Die erste Webcam wurde zur Überwachung einer Kaffeemaschine konstruiert. Wissenschaftlern von der Cambridge Universität war es zu aufwendig sich zur 3 Stockwerke entfernten Kaffeemaschine zu begeben, um dann gegebenenfalls vor einer leeren Kaffeemaschine zu stehen. Daher entwickelten Sie eine Webcam, mit der sie prüfen konnten, ob die Kaffeemaschine mit Kaffee gefüllt ist.

Kaffee hilft gegen Cellulite und Haarausfall

Das Koffein im Kaffee wirkt gegen die unbeliebte Cellulite und reduziert Haarausfall. Weiterhin hilft das Koffein geschwollene Augen zu reduzieren, da das Abtransportieren angesammelter Flüssigkeiten forciert wird. Der Kaffeevollautomat oder die Kaffeemaschine ist also ein geheimer Beauty-Tipp!

Erhöhte Wahrnehmung positiver Worte durch Kaffee

Die Kaffeemaschine muntert auf. Die Fachzeitschrift „PLOS ONE" fand in einer Erhebung heraus, dass der Koffein-Gehalt von zwei bis drei Tassen Kaffee den Trinkenden für ca. 30 Minuten empfänglicher bzw. offener für positive Äußerungen macht. Am stärksten reagierten die Testpersonen auf die Worte Held, Feier, Wochenende sowie Glück.

Kaffee wirkt wie Heroin und Kokain

Beim Genuss von Kaffee werden dieselben Hirn-Regionen angesprochen, die auch durch den Konsum von Heroin und Kokain aktiviert werden. Obwohl die Wirkung sehr viel geringer ist, galt Kaffee Anfang des 18. Jahrhunderts als ernstes gesellschaftliches Problem. Zum Glück darf heute jeder seinen Kaffee aus dem Kaffeevollautomaten genießen.

Das zweitwertvollste Handelsgut weltweit

Die weitreichende Beliebtheit des Kaffees macht diesen — nach Erdöl — zum zweitwichtigsten Handelsgut auf der ganzen Welt.

Kaffee als Treibstoff

Im Jahre 2010 sind Journalisten und Ingenieure aus Großbritannien mit einem kaffeebetriebenen Auto von London nach Manchester gereist. Der fahrende Kaffeeautomat verbrauchte pro Kilometer in etwa 35 Espressi. Das Auto ist bislang die wohl speziellste Kaffeemaschine der Welt.

Mit diesen kuriosen Kaffeegeschichten beende ich meinen Ausflug in die Welt der Stressentstehung und Vermeidung, wobei auch der vielgeliebte Kaffee eine positive Rolle spielen kann. Mir ist es sehr wichtig, dass jeder für sich überlegt, welche Bedeutung Stress für die eigene Person hat. Ich habe einige Faktoren betrachtet, die bei der Stressentstehung scheinbar ohne Zusammenhang eine Rolle spielen. Jedoch kommen wir immer wieder auf das gleiche Ergebnis: Wenn die Energiebereitstellung durch die Mitochondrien nicht funktioniert, werden wir krank. Stress ist der Hauptgrund dafür, dass Energiedefizite entstehen. Dabei ist es egal, ob dafür psychische und physische Belastungen, Umweltprobleme, die Ernährung, Folgen der digitalen Kommunikation oder Traumata verantwortlich sind. Bedenken sollte wir bei all dem, dass sich trotz kleiner Fortschritte in den nächsten Jahren nicht viel an den eingespielten Regeln im Gesundheitswesen ändern wird. Jeder ist also mehr denn je für sich selbst verantwortlich, wenn es um die Stressbelastung und die Prophylaxe gegen Stress geht.

Bedenken sie auch. Wir sind nur für eine kurze Zeit auf dieser Welt und jeder möchte viel vom Leben haben, es in vollen Zügen genießen. Wenn meine Betrachtung dazu beiträgt, dass sie all die unwichtigen Dinge um sich herum, jetzt anders betrachten, bin ich meinem Ziel schon etwas nähergekommen. Vermeiden sie negativen Stress wann und wo immer es geht, sehen sie gelassen auf unwichtiges und gestalten sie ihr Leben intensiver, pflegen sie die wirklich wichtigen Dinge, wie Liebe, Geborgenheit, Freundschaft, persönliche Kontakte, gesunde Ernährung, Sport ohne Stress und streben sie nach Harmonie mit sich selbst.

QUELLENVERZEICHNIS

1. Hans Selye, „Stress without distress",1974, S. 58
2. https://www.uniklinikum-dresden.de/de/presse/archiv/archiv-2010/beeinflusst-stress-hormon-cortisol-depressionen-und-panikattacken von Katja Petrowski Universitätsklinikum Carl Gustav Carus Dresden
Klinik und Poliklinik für Psychotherapie und Psychosomatik
3. Ingrid Pirker-Binder „Biofeedback in der Praxis" Bd. 2 Erwachsene, Springer-Verlag/Wien, 2008,
4. https://cellgym.de/
5. https://www.medizin-welt.info/aktuell/Mitochondrien-liefern-unseren-Zellen-Energie-und-beeinflussen-unsere-Gesundheit/19 von 2018
6. https://www.bild.de/10um10/2014/10-um-10/hitliste-um-zehn-die-aeltesten-lebewesen-der-welt-36714350.bild.html
7. Irene Leser, Jessica Schwarz: utopisch dystopische Visionen einer „idealen" Gesellschaft, Springer VS, 2018, S. 235-ISBN 978-3-658-21965-9
8. Gian Paolo Littarru „Energie und Schutz" Herausgeber Dr. Franz Enzmann, Bad Homburg, 1995 S. 73

9. https://www.natuerlich-quintessence.de/newsletter-17-03-mitochondrien

10. https://www.symptome.ch/blog/mitochondriopathie/
von Uwe Ohmer 24. November 2014

11. https://www.paleo-mama.de/schwanger-werden-uber-35-frischer-wind-alten-eizellen/ von Darja Wagner 20. April 2015

12. http://blog.wiwo.de/look-at-it/2013/02/15/infografik-die-geschichte-der-kommunikation-von-6000-vor-christi-bis-heute/ von Michael Kroker, 15. Februar 2013

13. Franziska Kühne „Keine E-Mail für Dich" Tag und Nacht, Köln 2012 S. 14

14. https://www.focus.de/familie/medien/medien-studie-smartphones-setzen-kinder-unter-stress_id_4984024.html vom 2. Oktober 2015

15. Franziska Kühne „Keine E-Mail für Dich" Tag und Nacht, Köln 2012 S. 170

16. http://www.ergo-online.de/html/gefaehrdungsbeurteilung/checklisten_handlungsanleitun/kurz_fragebogen_zur_stressbel.htm von A. Wagner Techniker Krankenkasse 2001

17. http://symptome-bei-burnout.de/wp-content/uploads/2013/01/Test.pdf

18. Klaus-Dietrich Runow „Wenn Gifte auf die Nerven gehen", 2. Korrigierte Auflage, Südwestverlag München, 2009, S. 10

19. Uwe Gröber" Arzneimittel und Mikronährstoffe" 3. Auflage, Wissensch. Verlagsgesellschaft Stuttgart, 2014 S.5

20. Dr. Bodo Kuklinski „Das HWS-Trauma" Aurum in J. Kamphausen Verlag, 6. Auflage 2012, S. 114

21. Dr. Bodo Kuklinski"Mitochondrien-Symptome Diagnose und Therapie" Aurum in Kamphausen Mediengruppe GmbH, 1. Auflage 2015, S. 153-154

22. https://hbo-aachen.de/hbo-therapie/wirkungsweise/ 2018

23. https://cellgym.de/

24. http://www.outdoor-und-fitness.de/nw/de/pdf/Lauftraining.pdf von Wilfried Kindermann, 1992

25. https://www.handelsblatt.com/unternehmen/beruf-und-buero/buero-special/sven-hannawald-der-burn-out-war-vorprogrammiert/9248046.html?ticket=ST-908162-Efzt5bh25v1mAE2LbD4Z-ap3, von Dana Heide 29.12.2013

26. https://www.welt.de/sport/fussball/article12325651/Deisler-ausgenommen-wie-eine-Weihnachtsgans.html von Sven Flohr, 24.01.2012

27. https://www.forumgesundheit.at/cdscontent/?contentid=10007.689013. Von Birgit Koxeder, April 2011

28. https://www.wissenschaft.de/umwelt-natur/gruen-macht-vergnuegt/
Mai 2010
29. W.T. Küstenmacher, L. Seiwert „ Simplify your Life"
Campus Verlag Frankfurt/NY, 16. Auflage 2016 S. 253
30. https://www.foodspring.de/ausdauertraining-fuer-anfaenger, 2018
31. http://www.tierchenwelt.de/specials/tierleben/414-schlafen-weltrekord-tiere.html, 2018
32. https://www.intersom.de/de/infopool/gesunder-schlaf/wie-wir-schlafen/napoleon-contra-einstein-kurz-und-langschlaefer/ Köln 2018
33. https://ze.tt/das-passiert-wenn-ein-mensch-elf-tage-nicht-schlaeft/
von Philipp Kienzl, 2017
34. https://www.welt.de/gesundheit/article960426/Brite-stellt-Weltrekord-im-Wachbleiben-auf.html von Hella Möhring, 20.06.2007
35. http://zitate.net/schlaf-zitate, 2018
36. http://www.schlaf.de/was_ist_schlaf/1_50_lebensalter.php, 14.11.2018
37. https://flexikon.doccheck.com/de/Schlaf von David Zimmermann, 18.08.2018
38. https://www.schlafzentrum.med.tum.de/index.php/page/normaler-schlaf von PD Dr. med. Dipl.-Psych. Michael H.Wiegand Psychiatrische Klinik und

Poliklinik der Technischen Universität München, 2008

39. https://www.onmeda.de/anatomie/melatonin-produktion-16667-2.html Von *Dr. rer. nat. Geraldine Nagel* 04. Dezember 2014

40. https://www.cerascreen.de/blogs/news/das-lebenswichtige-zusammenspiel-von-schlaf-und-hormonen vom 21.12.2015

41. Dr. Bodo Kuklinski"Mitochondrien-Symptome Diagnose und Therapie" Aurum in Kamphausen Mediengruppe GmbH, 1. Auflage 2015, S. 139-140

42.   https://www.zeit.de/wissen/gesundheit/2017-10/nobelpreis-innere-uhr-chronobiologie-biologische-uhr-medizin-jeff-hall-michael-young-michael-rosbash Von Dagny Lydemann und Sven Stockrahm, 2. Oktober 2017

43. http://www.faz.net/aktuell/wissen/nobelpreise/medizin-nobelpreis-2017-wie-ein-protein-unsere-innere-uhr-steuert-15227692.html von dpa, 02.10.2017

44. http://www.siesta-consulting.com/archiv/schlafenmachtklug, 14.11.2018

45. https://deutsch.medscape.com/artikelansicht/4905659 von Julia Rommelfanger, 16.01.2017

46. https://www.shz.de/tipps-trends/ernaehrung-gesundheit/der-mandelkern-im-hirn-id23207.html von Ina Krug, 20.03.2013

47. Sven Barnow „Gefühle im Griff: Wozu man Emotionen braucht und wie man sie reguliert" Springer Verlag, 3. Korrigierte Auflage 2018, S. 42

48. http://www.wavemental.de/index.php/gehirn-stress/information-gehirn/amygdala-mandelkern 14.11.2018

49. https://www.shz.de/23207, 2018

50. Dr. med. Arnulf Fahl „Vitalstoffe - die Medizin der Zukunft", Vita Vital GmbH 3. Auflage 2004, S. 61

51. http://www.spiegel.de/netzwelt/web/appell-des-apple-gruenders-eure-zeit-ist-begrenzt-a-790192.html von Klaus Brinkbäumer und Thomas Schulz, 6.10.2011

52. https://blog.cognifit.com/de/musik-und-gehirn/ Musik und Gehirn: Entdecke die Macht der Musik von Yana Kahl, 2. September 2016

53. https://www.focus.de/gesundheit/arzt-klinik/klinik/tid-32132/forschung-und-technik-medizin-musik-kann-heilen-auch-gegen-koerperlichen-schmerz-kann-musik-helfen_aid_1030752.html Von Edith Luschmann 02.07.2013

54. http://deacademic.com/dic.nsf/dewiki/1014744, 2017

55. https://www.indiepedia.de/index.php/Grunge, 10.05.2013

56. http://www.praxis-dr-shaw.de/blog/wie-beeinflusst-musik-die-geistige-leistungsfahigkeit/ von Dr. Shaw und Mitarbeiter, 04.05.2013

57. https://www.wissenschaft.de/umwelt-natur/wie-musik-die-augen-oeffnet/ von David Soto, 25.03.2009

58. https://www.ndr.de/ratgeber/gesundheit/Musik-macht-gesund,musik598.html, von Dr. Daniel Schulz, 25.06.2018

59. https://www.der-querschnitt.de/archive/14089 von Tanja Konrad, 06.06.2014

60. https://www.kaffee.de/kaffee-geschichte vom 31.10.2017

61. https://www.procafe.ch/geschichte/

62. https://www.helles-koepfchen.de/artikel/2926.html von Felicia Chacon Diaz, Björn Pawlak, 20.08.2017

63. http://www.kaffeeseiten.de/site/europacafe.php

64. https://www.kaffee24.de/blog/woher-der-kaffee-kommt-die-zehn-gr%C3%B6%C3%9Ften-kaffeeproduzenten-der-welt-im-%C3%BCberblick, vom 03.03.2016

65. https://www.welt.de/wirtschaft/article116668377/Pro-Sekunde-trinken-Deutsche-2315-Tassen-Kaffee.html von Nikolai Birger, 30.05.2013

66. https://www.gesundheit.de/ernaehrung/richtig-trinken/tee-und-kaffee/kaffee, 17.10.2018 aktualisiert

67. https://www.medizin.de/ratgeber/kaffee-die-zehn-groessten-irrtuemer.html von Gunnar Römer, 2014-2018

68. https://www.got-big.de/Blog/kaffee-verlaengert-das-leben/ von Kris Gunnars,

69. https://www.focus.de/gesundheit/diverses/gesundheit-kaffee-nicht-auf-nuechternen-magen-trinken_aid_848670.html von dpa, 29.10.2012

70. http://kaffee-spezialisten.com/die-inhaltsstoffe-im-kaffee/

71. https://www.welt.de/wissenschaft/article973492/Wie-gesund-ist-Kaffee-wirklich.html von Hristio Boytchev, 25.06.2007

72. https://www.bildderfrau.de/gesundheit/article209695331/15-Lebensmittel-die-reich-an-Antioxidantien-sind.html von Vera Laumann, 23.02.1017

73. https://www.git-labor.de/forschung/lebensmittel/kaffee-quelle-bioaktiver-substanzen

74. https://www.ndr.de/ratgeber/verbraucher/Es-gibt-Label-denen-man-vertrauen-kann,bittereernte125.html

75. https://www.focus.de/gesundheit/ratgeber/verdauung/leber/tid-13475/innere-medizin-zehn-fakten-zur-leber-kaffee-gegen-leberzirrhose_aid_374213.html

76. https://www.editho.de/lustige-und-interessante-kaffee-fakten/ vom 08.09.2017

www.ingramcontent.com/pod-product-compliance
Lightning Source LLC
Chambersburg PA
CBHW061806250726
48657CB00001B/302